肝门部和肝内胆管癌的综合治疗

主　编　（意）古列尔米（Guglielmi, A.）
　　　　　　　鲁泽嫩蒂（Ruzzenente, A.）
　　　　　　　亚科诺（Lacono, C.）

主　审　吴孟超　杨甲梅
主　译　姜小清　刘　辰

辽宁科学技术出版社
沈阳

Translation from the English language edition:
Surgical Treatment of Hilar and Intrahepatic Cholangiocarcinoma
by A. Guglielmi, A. Ruzzenente, C. Iacono et al.(Eds.)
© Springer-Verlag Italia 2008
Springer is a part of Springer Science + Business Media
All Rights Reserved

主　审　吴孟超　杨甲梅　　　**副主译**　易　滨　李　斌
主　译　姜小清　刘　辰

图书在版编目(CIP)数据

肝门部和肝内胆管癌的综合治疗 / （意）古列尔米（Guglielmi, A.），鲁泽嫩蒂（Ruzzenente, A.），亚科诺（Iacono, C.）主编；姜小清，刘辰主译. —沈阳：辽宁科学技术出版社，2010.8
ISBN 978-7-5381-6490-9

Ⅰ.①肝…　Ⅱ.①古…　②鲁…　③亚…　④姜…　⑤刘…　Ⅲ.①肝脏肿瘤—诊疗　Ⅳ.①R735.7

中国版本图书馆 CIP 数据核字（2010）第 100428 号

出版发行：辽宁科学技术出版社
　　　　　（地址：沈阳市和平区十一纬路 29 号　邮编：110003）
印 刷 者：辽宁彩色图文印刷有限公司
经 销 者：各地新华书店
幅面尺寸：145mm×210mm
印　　张：7.75
字　　数：230 千字
印　　数：1~1500
出版时间：2010 年 8 月第 1 版
印刷时间：2010 年 8 月第 1 次印刷
责任编辑：郭敬斌
组织策划：郝　立　　　　封面设计：袁　舒
版式设计：袁　舒　　　　责任校对：刘　庶

书　　号：ISBN 978-7-5381-6490-9
定　　价：78.00 元

联系电话：024-23280336　　邮购热线：024-23284502
E-mail: guojingbin@126.com　　http://www.lnkj.com.cn
本书网址：www.lnkj.cn/uri.sh/6490

原著序

自 Gazzaniga 的《肝外胆道肿瘤》这一优秀专著在 1997 年意大利外科协会（SIC）大会上问世十年来，该领域里显示出了令人兴奋的进展，迫使我们必须重新评估肝胆外科中胆道肿瘤这一复杂的论题。因此在意大利外科协会（SIC）筹划指导委员会的建议下，我们非常高兴地向意大利外科医生们推荐这部由维罗纳大学医学院外科系主任 Guglielmi 教授与他的同事们编写的治疗肝门部和肝内胆管癌的专著。

本书分为两部分，第一部分为肝门部胆管癌，其中包括一些复杂、尚有争议的问题；第二部分为肝内胆管细胞癌的，以往常将其按照其他肝脏原发肿瘤一样地进行治疗。本专著还包含了分子生物学的一些基本信息和普遍验证了的、与肿瘤扩散类型相关的诊断和治疗方法。笔者认为，本书最引人瞩目的部分是有关这些肿瘤的治疗，包括肿瘤介入放射治疗和外科手术治疗，手术范围也从简单的肝脏切除术到肝脏移植手术。我们应特别指出的是，维罗纳大学医学院外科系的首例肝脏移植手术就是由 Guglielmi 教授完成的。

本专著是由临床同道们一起编写的，面向的读者是从事临床实践的医务人员，因为他们工作的最重要目的就是根据最新的发展动态，为病人提供最好的手术方法，以使病人获得最好的治疗效果。如在平时临床工作中一样，病理科和放射科的专家也参加了本书编写。这种"疾病的专业治疗团队"有助于提高手术的质量和效果。

在近 20 年中，Guglielmi 教授为紧跟肝胆外科的最新进展倾注了大量的热情和智慧。他与欧洲、美国、日本的外科协会有着广泛的联系；他在本领域的先驱者、名古屋大学 Yuji Nimura 教授指导下，对胆管癌的外科治疗进行了深入研究。Yuji Nimura 教授曾多次访问维罗纳大学医学院外科系，证明了彼此间相互的专业关系和真诚的友谊。

我们非常自豪地向外科医生们推荐本专著的原因是，它代表了SIC 最新的研究方向。本书首次由一家有国际影响的出版社用英文出版，我们认为这是与其他国家的同道们分享我们经验的最好方式。我们还感到，本书将是实现意大利外科协会（SIC）筹划指导委员会工作目标的一本极好的工具书。我们希望本书将取得广泛地认可和巨大的成功。

意大利外科协会前主席 Claudio Cordiano

维罗纳，2007 年 10 月

意大利外科协会主席 Roberto Tersigni

罗马，2007 年 10 月

原著前言

　　我非常感谢意大利外科协会（SCI）筹划指导委员会给了我编写这本书的机会。我欣然地接受了任务，因为胆管癌手术是肝胆外科的一个既复杂又有挑战性的部分，近几十年来已经历了无数的变化。我的目标是要提供肝门部及肝内胆管癌最新的诊断、分期、术前管理和治疗方法，并参考已发表的文献和结合自己的经验对诊断和治疗方法进行阐述。

　　胆管癌是一种罕见的肿瘤，但其发病率在东西方国家不断增加。在 20 世纪 50 年代罕有报道，1965 年 Klatskin 仅收集了 13 例，描述其临床和病理特征。过去通常是根据肿瘤在胆道发生的部位，将胆管癌分成肝内和肝外型。但是实际上这些肿瘤经常呈混合型生长，使得这种分类不实用。因此，本专著分两部分分析这两种类型的胆管癌的不同之处，强调这两种肿瘤的治疗往往需要联合肝脏和胆管的切除。

　　1954 年，Brown 完成了肝门部胆管癌的第一例胆管切除术，开始了肝门胆管癌手术的新纪元。在 20 世纪 60 年代，首次报道了联合肝切除的胆管切除经验。70 年代以后，Longmire，Fortner 和 Launois 首先报道了生存效果良好的外科手术研究系列，然而手术死亡率和并发症的发生率较高。80 年代以后，Nimura 倡导的肝门和节段性胆道引流的临床解剖学研究，使得肿瘤术前诊断的精确程度和外科手术的计划性得到了进一步提高。

　　新近的无创诊断方法，进一步提高了术前评估效果，减少了有创诊断技术的应用。近十年来，手术技巧的进步及改善肝功能方法的应用（术前胆道引流和门静脉栓塞），使手术死亡率和并发症发生率降低，使实行联合血管切除和重建的扩大肝切除成为可能。该种手术方式获得了较高的根治性切除率，从而改善了远期效果。

当今胆管癌的手术方式仍在不断改进，对于术前和手术的处理依然存在一些争议。这些悬而未决的问题为深入研究这种肿瘤的治疗提供了动力和新思路。

我非常感谢 Claudio Cordiano 教授，是他的激励和支持使我在肝胆外科不断进步。对这位大师，我还亏欠很多。同时，我要感谢 Yuji Nimura 教授，在过去的 15 年中，他以其不争的专业知识心甘情愿地给了我许多教诲，他的思想已体现在本书很多的章节中。

我还要感谢在我完成本书的过程中，以及在工作中给予我帮助的所有同事，他们给予我很多奉献和鼓励。而且我希望能够把我对这个极富挑战性的外科分支的热情逐渐地感染他们。

最后，我要感谢 Giovanni Paolo Pianegonda 先生为本书绘制了精美的图片。

Alfredo Guglielmi

目 录

第一部分
肝门部胆管癌

胆管癌的报告：病理方面

定　义

　　胆管癌是由类似于胆管细胞构成的恶性肿瘤。按照 WHO 的分类 [1]，胆管癌这一词是特指来源于肝内胆管的癌症。据此，源于肝外胆管的肿瘤应被定义为肝外胆管细胞癌，但在临床和病理上区分肝内胆管和肝外胆管癌是很困难的。起源于左右肝管和其汇合部的胆管上皮的癌也被认为是胆管癌，并被称为"肝门部胆管癌"。肝内（或外周型）胆管癌是一种原发性肝癌，可以源于任何部分的肝内胆管 [2]。

　　美国癌症联合会（AJCC）和国际抗癌联盟（UICC）的 TNM 分期系统应用于所有的原发性肝癌，包括肝细胞性的、肝内胆管细胞性的及混合性的 [3]。日本肝癌研究组制定的原发性肝癌的临床和病理研究的一般原则，也适用于所有的原发性肝癌 [4]。肝门胆管癌起源于肝外胆管（左右肝管、汇合部或邻近汇合部），被认为是肝外胆管癌 [5]。美国癌症联合会（AJCC）和国际抗癌联盟（UICC）对肝外胆管的恶性肿瘤推荐使用 TNM 分期系统 [3]。日本胆道外科协会（JSBS）的胆管癌分期也在使用 [6]。

　　大多数外周的胆管癌表现为肝内质硬的、致密的、灰白色的肿块或结节样的病变。它们可长在扩张的胆管腔内，或是沿着肝门的肝蒂呈现浸润生长的特性。通常相对于整个肝脏来说，肿瘤并不大，出血和坏死少见，且很少伴有肝硬化。肿瘤如果恰好位于肝包膜下，会像转移性肝癌一样出现癌脐。

　　肝门胆管癌的肿瘤都是沿着肝外胆管浸润和扩散，多数表现为胆管的增厚。肿瘤的体积可能很小，甚至可能仅是肝门区的增厚和扩大。肿瘤在肝内的浸润呈树枝样改变。在许多病例中，也可见到广泛的肝实质性的浸润。

外周型胆管癌在无癌肿区的肝脏不出现胆管扩张。而肝门胆管癌胆管扩张通常很明显，且常常伴有胆管结石、胆管纤维化、胆管炎，甚至形成脓肿。外周型胆管癌如果累及肝门胆管，也可有上述表现。

对于肝门部巨大肿瘤的病例，要鉴别是肝内胆管癌还是肝外胆管癌可能很困难。在手术病例中，肝门区的肿瘤通常都很小，要区分是肝内的或是肝外的来源相对容易些。

得益于形态学、免疫组化及分子水平研究的进展，通过病理来区分肝内还是肝外胆管癌，可能会变得更容易些。

通过研究大量的外科切除的病例，肝内和肝外胆管癌的临床特点会更明显。

但是，因为还存在着几点差异，导致了很难对许多研究中描述的外科方法的优缺点进行比较。首先，不同的肿瘤分期系统（日本的和 UICC 的）导致了肿瘤分期不同。其次，在切除标本的病理形态学检查中，病变程度判定的标准不一致，导致研究结果存在相当大的差异。

我们在研究中对标本的病理学分期进行了标准化，密切跟踪胆管癌手术过程中的手术切缘，同时收集了包括对比其他研究系列（包括日本和美国的）所必需的病理学的详细资料，在此基础上制作了调查表。

临床资料

- **相关病史**：肝肿瘤的家族史；癌症的外科治疗的既往史；溃疡性结肠炎；病毒性肝炎（乙型，丙型）；血色素沉积病；肝硬化；胆道疾病（如硬化性胆管炎）；炎症性肠病。
- **相关的发现**：肿瘤标记物；黄疸。
- **相关影像研究**：为了将放射学的检查与病理学的发现联系起

来，尤其是肝门部胆管癌，应该将 CT、MRI、US、ERCP 的结果提供给病理学家。

- **早期的诊断方法**：细针抽吸（FNA）；细胞刷；针刺活检。
- **临床诊断描述**。
- **方法描述**：肝叶切除；部分肝切除；全肝切除；非肿瘤肝的活检；针刺活检；楔形切除活检；局部的胆管切除。

术中会诊

　　肝切缘的评估包括胆管切缘和肝断面切缘的评估（图1至图3）。为了判断被覆上皮是浸润癌、原位癌，还是不典型增生（上皮内的肿瘤），建议在术中检查肝断面的胆管切缘。再切一些组织，用冰冻切片对肝断面（整面）的各个切缘，包括脉管（淋巴管和血管）和周围神经的浸润，仔细地评估非常重要。肿瘤的局部复发常与肿瘤残留有关，如胆管近端或远端的手术切缘的肿瘤残留或肝门区的软组织的切缘（横向或纵向的切缘）的肿瘤残留。

　　局部复发（通常在手术切缘）在肝外胆管癌的病例中极为常见。

　　由于表皮或壁内的黏膜腺体的炎症或反应的异型性，在某些情

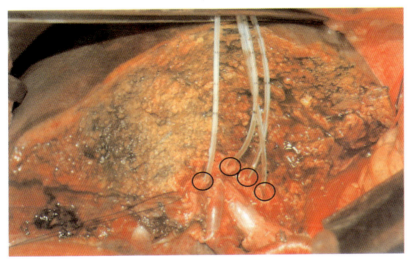

图1　左肝切除的手术术野，术中胆管切缘的组织学评价

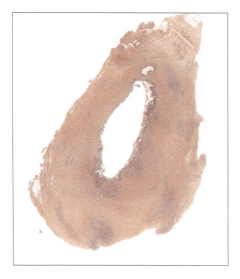

图2　评价手术切缘的胆管横断面

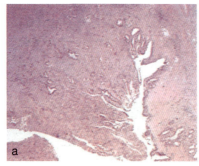

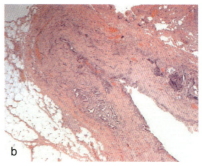

图3　a. 胆管切缘有腺癌；b. 胆管切缘阴性

况下用冰冻切片来判断手术切缘是十分困难的。如果手术切缘无肿瘤，应该测量切缘与肿瘤边缘的最短距离。

大体标本的检查

在手术台上，一定要密切配合外科医生对新鲜的、未固定的标本进行检查。要探查胆管，准确判断出肿瘤确切的起源部位。源于肝外胆管的肿瘤尤为重要，因为这关系到肿瘤纵向的程度（Bismuth–Corlette 分型）[7]。然后应该记录肿瘤与门静脉、肝动脉主干和分支的关系，同时记录影像学的资料。

当怀疑肿瘤侵及门静脉而需要切除血管时，切除的血管段应从切除的标本上分离下来，整个进行连续切片，以便在组织学上检查肿瘤浸润情况。切除的血管段两端及血管周围组织也必须当做是另外的切缘来对待，并记录肿瘤的局部长度和侵及邻近组织的情况。

标　本

- **肝脏**：大小尺寸（三维）；重量；特征描述（外部或切面）；切面的胆管或血管。
- **肝外胆管**：胆管的尺寸（长度和管壁厚度）；外表面；梗阻（部分还是完全）。
- **切缘**：肝断面；胆管切缘。

为了判断是被覆上皮的原位癌还是不典型增生，建议在术中检查肝断面的胆管切缘。肝切除的原始断面可能很大，若要完全检查是不切实际的。外科医生应仔细考虑，决定需要使用显微镜评价的关键部位。若肉眼看是阳性的切缘应该用显微镜确认并记录。如果肉眼看切缘是无瘤的，在标本切面与明确的肿瘤结节边缘最近的切面处取样并做标注。

如果发现肿瘤距手术切缘很近，应报告肿瘤边缘与手术切缘的距离。

对于源于肝外胆管的肿瘤，脂肪组织是很重要的：要检查和描述肝门区分离的胆管周围的软组织是很困难的。外层的表面应用墨水标记，然后对含有胆管的组织应垂直切片，对要进行组织学检查的标本进行编号。

肝切缘表面也应用墨水标记，整个标本都应与肝包膜垂直制成切片（特别要注意肝门部）。

肿　瘤

- **位置**（连同涉及的胆管）：肝内的或肝门部的（图4）。
- **胆管侵犯的范围**（对于肝门胆管癌）：侵及右肝管－左肝

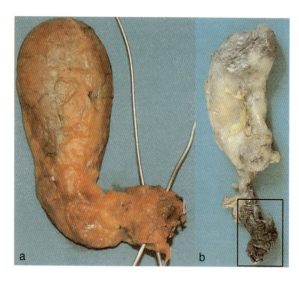

图 4　肝门胆管癌。a. 肿瘤没有肝实质侵犯；b. 脂肪组织切缘（横向切缘）用墨水标记

管－左右肝管汇合部－胆总管（Bismuth 分型），首先应说明肿瘤主体的位置，如果还有更多的解剖部位被侵及，所有被侵及的部位都应按侵及的顺序记录下来。

如果可能的话，还要详细记录肿瘤在胆管壁的生长方式（乳头状、结节型还是平坦型）。

－ *肿瘤大小。*

－ *肿瘤边缘。*

－ *肿瘤肉眼类型。*

形成肿块： 结节型的胆管细胞癌的界限相对清楚，但没有完整包膜。大多数的病例是单一的结节。经常在肿瘤主体的周围有小的转移结节（图 5）。

浸润（管周）： 肿瘤沿胆管浸润和增殖，通常表现为胆管壁增厚。肝门区有小的肿块、增厚和增大。在肝内的浸润呈树枝状生长。多数的病例也有广泛的肝实质浸润（图 6）。

腔内息肉样生长

－ *结节 / 结节数：* 在肝脏弥漫性的播散，小结节（通常小于 1cm）均匀一致地分布于整个肝脏。结节与非肿瘤的肝实质没有明确的界限。

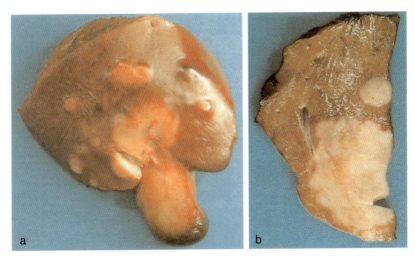

图 5　肝内胆管细胞癌：肿块型。a. 手术标本的表面有多个结节；b. 肝切面显示大的结节病灶附近有卫星病灶

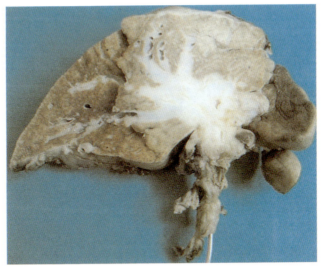

图 6　管周浸润型肝内胆管细胞癌：肿瘤以浸润的方式沿胆管增殖

- **肿瘤外观**：如结节数目、颜色、硬度、出血、坏死、胆汁、结石。
- **扩散至邻近的器官/组织**（如胆囊、胰腺等）。
- **血管的侵犯**（门静脉、肝动脉）。

从不同的肿瘤区和无瘤区的肝实质采集的样品送去做组织学检查。

无瘤肝组织的病理发现

肝硬化、肝萎缩、胆管梗阻 / 扩张、钙化、囊肿、脓肿。

淋巴结（位置、数目）

按照日本分期法，切除的淋巴结应该进行分类和计数。尽管这种分期是一个复杂的系统，但对于需要准确判断病人淋巴结的情况时还是需要采用的。

按照 UICC 的指标，区域淋巴结应与非区域淋巴结分开；非区域淋巴结转移被定义为远处转移。最后的分期要反映出增大的淋巴结组织与肝脏解剖位置关系，因为多数的淋巴结在手术过程中已经被清扫和分别单独送检了，所以要密切跟踪手术步骤。

所有的淋巴结都应单独送检，直径大于 1cm 的淋巴结应该对半剖开。为了查明神经和淋巴组织的情况，若肉眼不能确认是淋巴结，应检查纤维脂肪组织（图 7）。

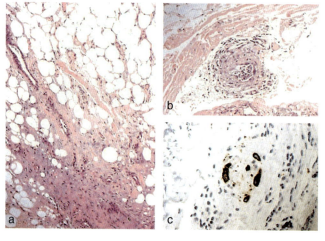

图 7　被腺癌浸润的肝十二指肠韧带的纤维脂肪组织。a. 肉眼明显浸润；b,c. 显微镜下浸润，存在孤立的腺癌腺体（b），明显的角蛋白染色阳性（c）

冰冻组织（分子水平的研究）

肿瘤的肝组织 / 无瘤的肝组织。

显微镜镜检

肿　瘤

- **组织学类型：**应该按照被广泛接受的 WHO 的一般原则进行肿瘤的组织学分类。虽然多数的癌肿是腺癌，但是也必须考虑其他的组织学类型。
- **组织学分级：**分化良好；分化中等；分化差（图 8）。根据结构和细胞学的特点，按照 WHO 的标准记录下肿瘤的分级。分化良好的胆管细胞癌形成相对单一的管状或乳头状结构；中度分化的胆管细胞癌有中度扭曲的管状型，形成筛网状和 / 或条索样型；分化差的胆管细胞癌显示为严重扭曲的管状结构，伴有明显的细胞多态性。
- **生长形式**

肝内胆管细胞癌：结节（肿块型）；结节的数目和位置；浸润（管周浸润）；胆管侵犯。

肝门胆管癌：胆管侵犯的程度；侵犯右肝管 – 左肝管 – 左右肝管汇合部 – 胆总管（Bismuth–Corlette 分型）；胆管壁的侵犯（限于胆管壁内或是超出胆管壁）；胆管壁的侵犯应该通过横切胆管壁的整

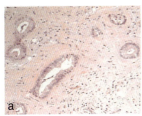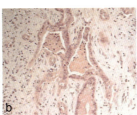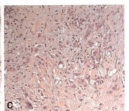

图 8　分级。a. 腺癌分化良好；b. 中度分化；c. 分化差

个周围来评价。如果仅限于胆管壁内，尽可能描述侵犯的最深层组织（黏膜层，肌纤维层，浆膜下层，浆膜表面）。侵犯肝内胆管和肝实质：如果侵及肝实质，尽可能详细地记载浸润的深度（<5mm，≥5mm，<20mm，≥20mm）。

浸润的程度

- *血管侵犯*：尽可能详细地记载侵犯的深度：外膜、中间、内膜。
- *邻近组织/器官*：尽可能详细地记载侵犯的深度：用"毫米"记录浸润实质的深度；记录侵犯管壁或器官的具体层面。侵犯组织：肝包膜；肝镰状韧带；肝门的脂肪组织。
- *血液/淋巴的侵犯*（图9）。
- *神经周围–神经内的侵犯*（图10）。

在肝外胆管腺癌中，神经周围和神经内及淋巴的侵犯是很常见的。因为与预后不良有关，这些情况都应被详细地记录。

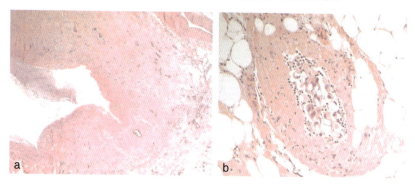

图9　血管侵犯。a.肉眼可见的血管侵犯：腺癌浸润至门静脉中膜层；b.镜下血管侵犯

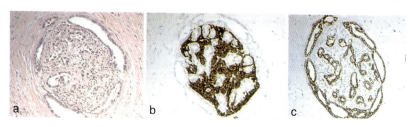

图10　神经周围侵犯。a.苏木精–伊红染色；b.S100蛋白：神经阳性；c.细胞角蛋白：肿瘤腺体阳性

其他病理发现（如果存在）

- **胆管不典型增生**：胆管内皮瘤变（不典型增生）的特征是多层核的异常上皮细胞和突入到胆管腔的微乳头。异常细胞的核质比增加，细胞核极性的部分缺失及核染色过度。这些病变分为低级别和高级别。一些资料显示，胆管树的增生 – 不典型增生 – 癌变是一系列的连续改变。
- **多发性乳头瘤病**：这种病变是由扩张的肝内或肝外胆管内充满乳头状或绒毛状的赘生物构成的。显微镜下，这些赘生物是乳头状的或绒毛状的带有纤维血管干的腺瘤，覆盖有柱状或腺样上皮。胆管乳头状瘤是柔软的、白色的，也可以是红色的或棕黄色的。有时也可见一些异型性和多层核。偶尔也可观察到原位的局灶性或浸润性癌。
- **良性肿瘤**。
- **肝硬化 / 纤维化**。
- **含铁血黄素沉着病**。
- **门静脉血栓**。
- **肝炎**。
- **其他**。

切　缘

- **肝实质切缘**
  不能判断
  未被浸润性癌侵及
  浸润性癌与最近切缘的距离
  被浸润性癌侵及
- **胆管切缘**（近端 – 肝端；远端 – 十二指肠端）
  不能判断
  未被浸润性癌侵及
  存在原位癌或异型性（详述切缘）

被浸润性癌侵及（详述切缘）

详述浸润的程度／类型（淋巴／血管的浸润，肿瘤细胞的播散）。如果切面无瘤，肿瘤边缘与手术切缘的距离应用"毫米"记录下来。

淋巴结

 - **数量。**
 - **有转移的数目**（如可能应详述转移淋巴结的部位）。

在组织学检查的过程中，淋巴结的总数应该计数，同时应注明转移淋巴结的数目、淋巴结周围的浸润，特别是淋巴的和神经周围的浸润。

免疫组织化学

胆管癌细胞表达细胞角蛋白 7 和角蛋白 19（CK7 和 CK19），癌胚抗原（CEA），上皮细胞膜抗原（EMA），BER–EP4 和血型抗原。胆管细胞通常不表达肝细胞抗原。黏液核蛋白（MUC）1、2、3 也可在癌细胞中检测到。免疫组织化学可用来区分胆管细胞癌和转移癌，尤其是活检的标本。偶尔在邻近的胆管可见有异型性改变，提示来源于胆管。此外，转移性腺癌常广泛地表达 CK20，尤其是来源于结肠的（CDX2 也可是阳性）（图 11，图 12）。

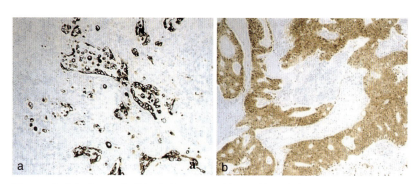

图 11　免疫组化。a. 胆管细胞癌：CK7 阳性；b. 结肠腺癌的肝转移 CDX2 阳性

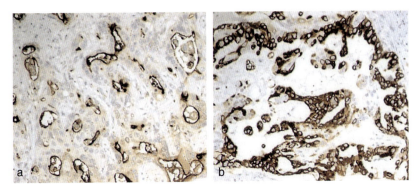

图 12　胆管细胞癌：MUC1（a）和 MUC2（b）阳性的免疫染色

参考文献

1.　Hamilton SR, Aaltonen LA (2000) Pathology and genetics of tumours of the digestive system:WHO classification of tumours. IARC Press, Lyon
2.　Ishak KG, Goodman ZD, Stocker JT (2001) Tumours of the liver and intrahepatic bile ducts. Atlas of tumour pathology, 3rd Series, Fascicle 31. Armed Forces Institute of Pathology, Washington DC
3.　Greene FL, Page DL, Fleming ID et al (eds) (2003) AJCC Cancer staging manual, 6th edition. Springer, New York
4.　Liver Cancer Study Group of Japan (2003) General rules for clinical and pathological study of primary liver cancer, 2nd English edition. Kanehara, Tokyo.
5.　Albores-Saavedra J, Henson DE, Klimstra DS (2000) Tumours of the gallbladder, extrahepatic bile ducts, and ampulla of vater. Atlas of tumour pathology, 3rd Series, Fascicle 27. Armed Forces Institute of Pathology, Washington DC
6.　Japanese Society of Biliary Surgery (2004) Classification of biliary tract carcinoma, 2nd English edition. Kanehara, Tokyo
7.　Bismuth H, Corlette MB (1975) Intrahepatic cholangioenteric anastomosis in carcinoma of the hilus of the liver. Surg Gynecol Obstet 140(2):170–178

诊　断

当患者存在梗阻性黄疸或血液化验指标有重度的胆汁淤积时，诊断时要怀疑患有胆管癌可能。目前，可以用许多术前的诊断方法用来获得正确的诊断；这些方法可以是直接或间接的，有创或无创的（表 1）。

既往没有手术史而出现胆道狭窄和上述症状，就要高度怀疑肝门部胆管癌可能。不过我们必须强调，并非所有的胆管狭窄都是肿瘤。事实上，直至目前为止，有 5%~15% [1-3] 的患者由于怀疑是胆管癌而进行手术，但切除结果证明不是肿瘤，或经病理诊断明确是其他肿瘤 [4]。对于患有可切除的肝门部病变的患者，无论如何，外科手术都是治疗这些病变所必需的，病理诊断不是手术探查前所必需的 [4]。

超声（内镜、腔内、经腹）

要明确梗阻性黄疸，超声检查是可选择的一项技术。事实上，超声可以很容易地检测到扩张的肝内和肝外胆道系统。不过，虽然它在检测胆管扩张和胆管梗阻的水平时显示出较高的诊断可靠性（80%~94%），但是在诊断梗阻原因时其可靠性则明显下降。

当超声检查发现肝门部存在一个沿胆道扩散的低回声团块，并导致上游的胆管扩张，可推测为肝门胆管癌。有时病变可显示包绕纤维化组织产生的高回声 [5]，即超声检查还可以发现一些其他间接的征象，包括胆管的畸形、胆管梗阻或肝门部血管的受侵（图1），可以为正确的诊断提供一些线索。

采用超声对比剂，根据不同时段的血管摄取对比剂的不同，肝

表 1　不同诊断方法对于肝门部胆管癌术前分期的敏感性

	US/Doppler US	CT	MRI/MRCP	EUS/FNA	ERCP	PTC	胆道镜	PET
肿瘤诊断	±	+++	+++	+++	+++	+++	+++	+
Bismuth-Corlette 分期	±	++	+++	+	++	+++	+++	-
门脉侵犯	+++	+++	+++	-	-	-	-	-
肝动脉侵犯	++	++	++	-	-	-	-	-
肝叶萎缩	++	+++	+++	-	+	+	-	-
I 站淋巴结	+	++	++	+++	-	-	-	++
II 站淋巴结	+	++	++	+	-	-	-	++
肝转移	++	++	++	-	-	-	-	++
肝外转移	-	++	+	-	-	-	-	++
腹腔转移	-	+	+	-	-	-	-	++

注：US. 超声；CT. 计算机断层扫描；MRI. 磁共振成像；MRCP. 磁共振胰胆管成像；EUS. 内镜超声；FNA. 细针穿刺抽吸；ERCP. 逆行性胰胆管造影；PTC. 经皮经肝穿刺胰胆管造影；PET. 正电子发射断层扫描；±. 无效；+. 非常有效；++. 有效；+. 效果差

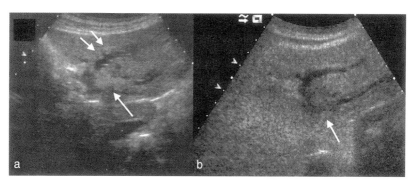

图 1   肝门部胆管癌的超声图像。a. 肝门部低回声团块影（白箭头）和 2、3 段肝内胆管扩张（双白箭头）；b. 增强超声显示肝左叶低回声团块影和扩张的胆管

门部病变的表现可以更典型，从而提高这种技术诊断的准确性，但这种方法对评价腔内播散是没有帮助的 [6]。

内镜超声已被证明对研究胰腺癌和壶腹周围肿瘤更为有用，它也对肝门部胆管癌的诊断有帮助。肿瘤在超声内镜下可能显示为胆管壁和 / 或其周围组织的圆形或梭形低回声肿块。

超声内镜诊断的敏感性与内镜逆行胰胆管造影（ERCP）相似，而在确定小肿瘤时敏感性则大于腹部超声和 CT [7-8]。最近，De Witt [9] 报道近端胆道肿块的检出率为 96%（23/24 例），而用其他方法检查有 16 例未能发现病变。超声内镜主要优点还包括对有可疑狭窄或 ERCP 细胞学检查结果阴性的病人，可以在进行超声引导下细针穿刺细胞学检查（FNA）。最近的两个研究 [9–10] 显示出这个方法有很高的灵敏度、特异度和诊断的准确率：分别为 89%、100% 和 91% [10] 和 77%、100% 和 79 % [9]。后一个研究的缺陷是仅有 8/24 例切除的患者（33%）进行了相关性病理研究。超声内镜联合 FNA 似乎是诊断肝门部病变的一个敏感方法。它的阴性预测值低（29%），但是即使是阴性结果，也不能完全排除肿瘤的可能性。

更先进的超声技术是经皮穿刺或经内镜途径的腔内超声，但在临床实践中并不普遍，主要是在亚洲的少数几个中心应用。与超声内镜相比，它对探查近端胆道以及对病变的诊断和分期具有更多的优势，效果更好。类似的技术应用在胰腺则受到限制，主要是因为腔内超声的传感器穿透率低。尽管如此，未来它可能会有良好的效果，这还需要做前瞻性的研究进行评估。

2005 年 Stavropoulos 等报道［11］，术前检查无肿块、ERCP 检查有胆道狭窄的 61 例黄疸患者（恶性梗阻占 43 例，良性占 18 例），再用有高频率探头（20MHz）进行腔内超声检查。ERCP 的检查结果为 25 例假阴性，其中 22 例为恶性狭窄；腔内超声结果只有 7 例假阴性和 3 例假阳性。腔内超声对恶性疾病患者的阳性诊断百分率高于 ERCP 检查 2.06 倍。ERCP 结合腔内超声检查，将单独行 ERCP 检查的诊断准确率从 58 % 提高到 90%。最近日本一些作者［12］推出了腔内三维立体超声检查，相比于目前的标准技术，这项技术对于评估肿瘤的程度及其与肝门结构的关系有重要的价值。此外，这一新技术将可以做肿瘤的体积测定，这似乎对判断预后有很重要的价值。而且还可以用来评价姑息性治疗方法，如激光和光动力疗法的疗效。

计算机断层扫描（CT）

按照病理结果，肝门部胆管癌在 CT 扫描时显示出 3 种不同表现［13-14］。

1. 浸润型：明确胆管的一个局限性狭窄，占病例的 70% 以上。

2. 结节型：显示为肝门部的类似于周围型胆管细胞癌的肿块，有时难以区分是大胆管的肿瘤还是晚期的周边肿瘤侵犯了汇合部胆管。

3. 乳头状：罕见，表现为腔内的息肉样病变。

应用对比剂行增强 CT 扫描时，浸润型显示为局部的胆管受累及管腔闭塞，80% 的病例肿瘤区较正常的组织密度明显增高。和肝内胆管癌相似，结节型的病灶在 CT 上显示为一个大面积的低密度伴有周边的环状强化［13］。结节型病灶表现为腔内的病变，与周围组织相比呈现低密度，伴有胆管扩张。那些罕见的形式多为整个胆道树中多发的、散在的病变。

多层螺旋 CT 的诊断准确率可以达到 86% ［15］，而 Tillich 等的经验可达 100% ［16］。增强的动脉期对浸润型和结节型诊断率均可达到 100%。通过不同期对比剂的注射，多层扫描技术可更好地获取信息和完整胆道图像。浸润型病变显示为一个结节或圆形肿块；在动脉期呈现高密度，在随后的门脉期其密度类似于肝组织。这些特征可以将浸润型胆管癌与其他良性病变或淋巴结相鉴别，后者通常不形成一个肿块或低密度灶。如同肝内胆管细胞癌一样，相比正常肝组织，结节型的病变在动脉期和门脉期都是低密度（图 2）。

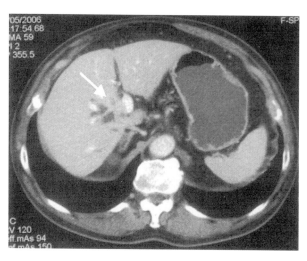

图 2　CT 横断位像显示胆管汇合部的一个低密度占位（白箭头）

最近，有研究拟通过 CT 扫描对合并肝内胆管结石的胆管癌和胆管周围纤维化的患者进行鉴别，设定的鉴别指标有胆管周围的组织密度、有腹水、门静脉阻塞、淋巴结肿大和胆管结石。

磁共振成像

实质性的组织和循环的血液在 T2 加权序列可以呈现低信号，而静态的液体如胆汁或胰液呈现高信号的图像。这就提供了一个不使用造影剂的磁共振胰胆管造影的方法，避免了有创方法可能导致的并发症。另一个优势是，它可以对既往做过上消化道手术的患者进行胆管成像的研究。

　　文献中的数据表明，由磁共振胆道造影和 ERCP 获得的胆管成像没有区别。前瞻性的对照研究表明，因为磁共振胆道造影可以显示狭窄以上扩张的胆管，而不需经过疏通胆管，相反直接胆道造影则做不到，因此对肿瘤近端程度的认识优于 ERCP。磁共振胆道造影评估病变水平和侵犯程度的准确性与直接胆管造影技术（ERCP，PTC）的结果相似 [17-20]。因为可以评价病变的上方和下方的胆管，所以它是研究胆道最好的技术手段（图 3）。

　　肝门部胆管癌与肝内胆管癌，在 MRI 的 T1 和 T2 加权两个成像的信号强度有类似的表现（图 4）。多数肿瘤与邻近的组织相比是低血供的，且呈现出逐步增强的混杂的信号，在序列晚期达到最高峰 [21]。

正电子发射断层扫描（PET）

　　在 20 世纪 90 年代末，Delbeke [22] 预见了该项技术在诊断这些肿瘤的潜在作用，不过今天该技术对肝门部胆管癌的术前分期似乎比对诊断更有用。诊断周围型胆管细胞癌和肝外胆管癌的准确率为 95% 比 69%。这种差异是由肿瘤的大小不同造成的，一般来说

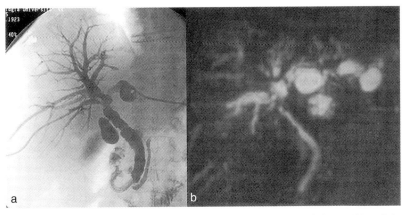

图 3　肝门部胆管癌。a. 经肝穿刺胆管造影显示肝门部胆管癌侵犯肝管汇合部和左肝管；b. MRCP 证实左肝管受侵和上游胆管扩张

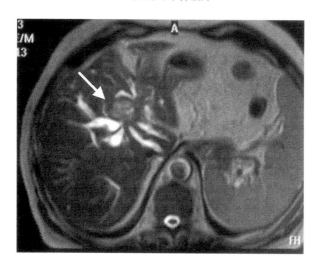

图4　轴位 T2 加权像显示肝门部略高信号肿块影（白色箭头）

前者较大。PET 可用以识别结节型的肝门部胆管癌，尤其是病变大于 1cm（敏感性为 85％）时；而对于更多的浸润型效果则差些（敏感性为 18 ％）［23］。当胆管癌在放射学影像上的表现不典型或缺少组织学的恶性肿瘤的诊断时，可以有一定的帮助［23］。相反，根据 2001 年 Kluge 等人的经验［24］，PET 对胆管癌的诊断和定位有较高的灵敏度（92.3％）和特异性（92.9％），而对分期的作用较小，特别是淋巴分期。事实上，15 例转移性淋巴结只确定 2 例，而远处转移的准确度为 70％（7 /10 例）。

在一项 30 例肝外胆管癌的 CT 与 PET、FDG 的比较研究中，CT 结果的可信度为 80％，而 PET 的可信度为 60％［25］。

直接胆道造影（ERCP 和 PTC）

可以通过经内镜逆行胆道造影和经皮经肝穿刺胆道造影进行胆道树的直接成像，注射对比剂可以获得准确的、完整的、不透明的影像。

自从临床应用超声等（CT，尤其是 MRCP）技术以来，直接胆道造影用于胆管癌诊断的指征有所减少，现在应用的主要目的是治疗。应用这些直接、有创的技术一定要经过专业的肝胆科医生的同意，因为无论是选择 ERCP 检查或 PTC 都有一定的原则。如果选择后者，一定要详述左侧或右侧的入路。事实上，正确方法的选择必须要适合具体患者的需要，要考虑到诊断目的，以及可能采取的治疗方法（手术切除，姑息手术，非手术的姑息治疗）。

这些技术有较高的并发症发生率。PTC 的并发症发生率为 3%~5%，主要是胆管炎，有可能发生引起胆汁性腹膜炎的胆漏、外周的胆汁聚集（胆汁瘤）、胆道出血、胆血症和包膜下或肝内血肿。ERCP 的并发症是胆管炎，严重的胆管狭窄会增加其风险，因为未排出的造影剂会增加感染的机会。为了预防感染，狭窄诊断后必须进行胆道减压。

对于下胆道阻塞的梗阻性黄疸患者，PTC 的成功率可达 95%~100%，而识别乳头后的 ERCP 成功率为 90% 左右。

上述两个方法中，PTC 相比 ERCP 可以更好地显示狭窄以上的近端胆道，可以对胆管癌，尤其是肝门部胆管癌进行更好的评估。ERCP 检查与 PTC 和 MRCP 相比的优势是，可以用细胞刷进行细胞学检查或通过腔内活检进行病理学评价，但这些技术成功率低，为 50%~60% [26]。

大部分的肿瘤是浸润性的，直接胆道造影胆管癌显示为胆管的环形狭窄。罕见的息肉类型和产生黏蛋白的肿瘤，影像上表现为腔内缺损。

在由经验丰富的人员操作的、大型的 PTC 研究系列中 [27]，正确显示狭窄部位为 96%~99%，准确判断病变性质为 93%~99%。

胆道镜（经口、经皮穿刺）

纤维胆道镜联合活检对于胆道狭窄的鉴别诊断具有重要的作用 [28-32]。它可以通过经口的内镜，或经皮穿刺的方法进行 [30-33]。前一种方法创伤小，而且不一定需要切开括约肌，还可与 ERCP 同时进行，具有缩短诊断和术前住院时间等优点。相反，经皮穿刺纤维胆道镜需要一个逐渐扩张的 PTCD 路径。

虽然这两种技术都比较实用，由于受技术和机制的限制，经口胆道镜要比经皮穿刺胆道镜评估肿瘤纵向侵犯程度的效果差 [32-33]。

如前所述，经乳头内镜或荧光透视下经皮穿刺取得的细胞学和组织学标本效果不佳。Ponchon 报道恶性病变的细胞学检查敏感度为 36%，钳夹活检为 43.5%（胆管癌为 47%）[31]。另一方面，经纤维胆道镜取材如同在直视下对可疑的病变区域取材一样，组织细胞学的结果明显改善。检查结果的改善反映在诊断恶性肿瘤的敏感度可达 78%，胆管癌为 82.4% [31]。

根据 Nimura 257 例纤维胆道镜的经验，其诊断恶性狭窄的敏感度为 81%，胆管癌为 96% [34]。Neuhaus 报道敏感度也在 75% 以上 [35]。

Fokuda [32] 报道的经口途径的胆道镜的结果类似。他用 ERCP 进行组织取样，确认了 22/32 例的恶性狭窄和 35/38 例（3 例标本量不足）的良性病变，准确率为 78%，敏感性为 57.9%，特异性为 100%。应用经口胆道镜的结果发生了明显变化，确认了 38/38 例的恶性病变和 33/38 例的良性病变，准确率为 93.4%，敏感性为 100%，特异性为 86.8%。

最近推出的窄带成像技术相比白光成像的可靠性增加。作为经皮穿刺纤维胆道镜的支持者之一，Nagoya 组将这项技术应用到了诊断胆管癌的工作中 [36]。

血管造影术

随着新成像技术的应用，在过去 20 年中血管造影的应用已大为减少。曾经认为血管造影是评估肝门部肿瘤区域扩散的基本检查，尤其是当评价门静脉和动脉受侵犯时。现今，这些评估工作则已由螺旋 CT、MRI 及彩色多普勒超声来完成。就肝门部胆管癌的诊断而言，血管造影术已属于历史，现已摒弃。

参考文献

1. Gerhards MF, Vos P, van Gulik TM et al (2001) Incidence of benign lesions in patients resected for suspicious hilar obstruction. Br J Surg 88(1):48–51
2. Knoefel WT, Prenzel KL, Peiper M et al (2003) Klatskin tumours and Klatskin mimicking lesions of the biliary tree. Eur J Surg Oncol 29(8):658–661
3. Nakayama A, Imamura H, Shimada R et al(1999) Proximal bile duct stricture disguised as malignant neoplasm. Surgery 125(5):514–521
4. Jarnagin WR, D'Angelica M, Blumgart LH (2006) Intrahepatic and extrahepatic biliary cancer. In: Blumgart LH (ed) Surgery of the liver, biliary tract, and pancreas. 4th edn. Saunders Elsevier, Philadelphia
5. Dancygier H, Nattermann C (1994) The role of endoscopic ultrasonography in biliary tract disease: obstructive jaundice. Endoscopy 26(9):800–802
6. Schuessler G, Ignee A, Hirche T, Dietrich CF (2003) [Improved detection and characterisation of liver tumours with echo-enhanced ultrasound]. Gastroenterol Z 41(12):1167-1176 (German)
7. Sugiyama M, Atomi Y, Wada N et al (1996) Endoscopic transpapillary bile duct biopsy without sphincterotomy for diagnosing biliary strictures: a prospective comparative study with bile and brush cytology. Am J Gastroenterol 91(3):465–467
8. Tio TL, Reeders JW, Sie LH et al(1993) Endosonography in the clinical staging of Klatskin tumour. Endoscopy 25(1):81–85
9. DeWitt J, Misra VL, Leblanc JK et al (2006) EUS-guided FNA of proximal biliary strictures after negative ERCP brush cytology results. Gastrointest Endosc 64(3):325–333
10. Fritscher-Ravens A, Broering DC, Knoefel WT et al (2004) EUS-guided fine-needle aspiration of suspected hilar cholangiocarcinoma in potentially operable patients with negative brush cytology. Am J Gastroentero 99(1):45–51
11. Stavropoulos S, Larghi A, Verna E (2005) Intraductal ultrasound for the evaluation of patients with biliary strictures and no abdominal mass on computed tomography. Endoscopy 37(8):715–721
12. Inui K, Miyoshi H (2005) Cholangiocarcinoma and intraductal sonography. Gastrointest Endosc Clin N Am 15(1):143–155
13. Han JK, Choi BI, Kim AY et al (2002) Cholangiocarcinoma: pictorial essay of CT and cholangiographic findings. Radiographics 22(1):173–187
14. Lim JH (2003) Cholangiocarcinoma: morphologic classification according to growth pattern and imaging findings. AJR Am J Roentgenol 181(3):819–827
15. Zandrino F, Benzi L, Ferretti ML et al (2002) Multislice CT cholangiography without biliary contrast agent: technique and initial clinical results in the assessment of patients with biliary obstruction. Eur Radiol 12(5):1155-1161
16. Tillich M, Mischinger HJ, Preisegger KH et al (1998) Multiphasic helical CT in diagnosis and staging of hilar cholangiocarcinoma. AJR Am J Roentgenol 171:651–658
17. Manfredi R, Masselli G, Maresca G et al (2003) MR imaging and MRCP of hilar cholangiocarcinoma. Abdom Imaging 28:319–325
18. Manfredi R, Barbaro B, Masselli G et al (2004) Magnetic resonance imaging of cholangiocarcinoma. Semin Liver Dis 24(2):155–164
19. Lee WJ, Lim HK, Jang KM et al (2001) Radiologic spectrum of cholangiocarcinoma: emphasis on unusual manifestations and differential diagnoses. Radiographics 21: S97-S116
20. Lopera JE, Soto JA, Munera F (2001) Malignant hilar and perihilar biliary obstruction: use of MR cholangiography to define the extent of biliary ductal involvement and plan percutaneous interventions. Radiology 220:90–96
21. Slattery JM, Sahani DV (2006) What is the current state-of-the-art imaging for detection and

staging of cholangiocarcinoma? Oncologist 11(8):913–922

22. Delbeke D, Martin WH, Sandler MP et al (1998) Evaluation of benign vs. malignant hepatic lesions with positron emission tomography. Arch Surg 133(5):510–515; discussion 515–516

23. Anderson CD, Rice MH, Pinson CW et al (2004) Fluorodeoxyglucose PET imaging in the evaluation of gallbladder carcinoma and cholangiocarcinoma. J Gastrointest Surg 8(1):90–97

24. Kluge R, Schimdt F, Caca K et al (2001) Positron emission tomography with (18F)fluoro-2-deoxy-D-glucose for diagnosis and staging of bile duct cancer. Hepatology 33:1029–1035

25. Kato T, Tsukamoto E, Kuge Y et al (2002) Clinical role of (18)F-FDG PET for initial staging of patients with extrahepatic bile duct cancer. Eur J Nucl Med Mol Imaging 29(8):1047–1054

26. Rustgi AK (1989) Malignant tumours of the bile ducts: diagnosis by biopsy during endoscopic cannulation. Gastroinst Endosc 35:248–251

27. Gazzaniga GM, Faggioni A, Bondanza G et al (1990) Percutaneous transhepatic biliary drainage twelve years' experience. Hepatogastroenterology 37(5):517–523

28. Kim DI, Kim MH, Lee SK et al (2001) Risk factors for recurrence of primary bile duct stones after endoscopic biliary sphincterotomy. Gastrointest Endosc 54(1):42–48

29. Lee SS, Kim MH, Lee SK et al (2002) MR cholangiography versus cholangioscopy for evaluation of longitudinal extension of hilar cholangiocarcinoma. Gastrointest Endosc 56(1):25–32

30. Nimura Y, Kamiya J, Hayakawa N, Shionoya S (1989) Cholangioscopic differentiation of biliary strictures and polyps. Endoscopy 21(Suppl 1):351–356

31. Ponchon T, Genin G, Mitchell R et al (1996) Methods, indications, and results of percutaneous choledochoscopy. A series of 161 procedures. Ann Surg 223(1):26–36

32. Fukuda Y, Tsuyuguchi T, Sakai Y et al (2005) Diagnostic utility of peroral cholangioscopy for various bile-duct lesions. Gastrointest Endosc 62(3):374–382

33. Nagino M, Nimura Y (2006) Perihilar cholangiocarcinoma with emphasis on presurgical management. In: Blumgart LH (ed) Surgery of the liver, biliary tract, and pancreas. 4th edn. Saunders Elsevier, Philadelphia, pp 804–814

34. Nimura Y, Kamiya J (1998) Cholangioscopy. Endoscopy 30(2):182–188

35. Neuhaus H (1994) Cholangioscopy. Endoscopy 26(1):120–125

36. Nimura Y (2007) Cholangiocarcinoma- Diagnostic Work up. 7th Congress of EHPBA, Verona, Italy, June 6–9 2007

术前评估

胆管癌唯一成功的治疗方法是手术切除。评价胆道的纵向和横向的侵犯情况，是否有局部－区域性的扩散和远处转移，对制订治疗策略非常重要。

应用成像技术，特别是螺旋 CT 及与 MRI 相关的 MRCP，改变了判断胆管癌术前分期的状况。这些方法可以获得高清晰度图像，并有可能进行胆道的三维重建，以便取得更好的肿瘤成像。

肝门部胆管癌的两个应用最普遍的分型 [1–2] 所需的参数，现今都可通过无创的成像技术获得。不过，大多数的研究系列都报道有术前分期的低估率，主要是由于没有诊断出肝及腹腔转移、淋巴结转移灶、血管结构的大的侵犯以及沿胆管的更大扩散 [2]。另一方面，只有德国的一个研究 [3] 报道了由于高估风险，错误地将患者从唯一能够确保良好的治疗效果的方案中剔除了。

为了确定正确的治疗方法，肝胆外科医生关注的影像问题包括：肝门部清晰的解剖关系；肿瘤沿胆管的侵犯，特别是对二级胆管的汇合部的侵犯程度；与血管的关系，肿瘤与肝动脉、门静脉及其左、右支的关系；伴或不伴长期门静脉侵犯后继发的肝实质萎缩；为了实行计划性的手术切除，术前胆道减压和 / 或血管栓塞，拟保留肝脏的体积和形态。

胆道受累的评估（纵向程度）

超　声

腹部超声在此方法中不能提供任何有益的信息。然而内镜超声可能对胆管癌的分期有用。病灶表现为低回声胆管腔内的占位,同时经常伴有周围组织的浸润。有时肿瘤周围的纤维组织在超声下显示为病灶的外周包绕着 [4] 的高回声。Tio 等人报道 [5],43 例肝门部和肝总管癌的 T 分期的正确评估率为 85 %。肝门部的探查常常失败使得内镜超声的应用受到限制。事实上很少有学者报道近端胆管癌和远端胆管癌对比的数据 [4]。

MRCP

在判断胆管受侵程度时,MRCP 与直接胆道造影的准确性类似,比 CT 更强。它还能检查 ERCP 和 / 或 PTC 不能检查的完全梗阻的胆管。在一项 40 例患者的 ERCP 和 MRCP 对比研究中,这两种技术对胆道梗阻的诊断率都是 100%,但在评估肿瘤的侵犯程度,MRCP 明显优于 ERCP [6]。在另一项比较研究中,MRCP 对 Bismuth-Corlette 分型的准确率为 78%,低估率为 22%。研究者指出,如果只根据 MRCP 的结果对患者进行处理,28%的患者(18 例中的 5 例)最终的治疗要经过调整,这主要是由于对二级胆管受侵程度的错误评估。事实上,对 Bismuth-Corlette 分型的 Ⅰ 和 Ⅱ 病变,MRCP 判断的准确率为 90%,而在判断 Ⅲ 及 Ⅳ 期病变时,7 例中有 3 例被错误地低估了。研究者认为,必须承认 MRCP 是恶性肝门部肿瘤制订治疗方案的一个有用技术,“在不准备选择内镜引流的重度狭窄患者,可以避免应用不必要的有创成像技术” [7]。Manfredi 表明,尽管 MRCP 对于查明小的肝门部病变的程度不是那么有效,但与直接胆管造影的结果类似 [8]。按照 Bismuth-Corlette 分型评价胆道的侵犯程度,准确率为 84%(10 /12 例)。

螺旋 CT

CT 在评价胆管癌的纵向扩散诊断的准确性不是特别令人满意,实际上,它的准确率在 54% ~ 64%之间 [13-14]。准确率低与胆管癌扩散的类型有关。如果肿瘤在上皮细胞下沿胆管壁在胆管周围的组织内扩散,而不侵犯上皮细胞,此时用 CT 难以判断 [15-16]。使用口服或静脉注射的胆道对比剂可提供一些帮助,但目前仍有局限性，因为胆道梗阻的患者对比剂不能正常排泄［17］。为了提高判断肿瘤纵向扩散诊断的准确性，Kim 等人［18］建议螺旋 CT 检查联合经鼻胆管或经皮经肝穿刺引流注射对比剂的直接胆道造影技术，通过这种手段他们正确判断了 11 /11 例的侵及一级胆管汇合部的肝门部胆管癌以及 18/19 例（95％）的侵及二级胆管汇合部的胆管癌。肿瘤程度判断正确的为 10/ 11 例。该方法在评价二级胆管汇合部侵犯时有 1 例假阳性［18］。敏感性、特异性、阳性预测值及阴性预测值率分别为 100％、90％、90％和 100％。

在 Lee 的研究中［19］，CT 联合直接胆道造影可以正确判定胆管癌沿胆管扩散的程度（46 /55 例，准确率为 84％），其中低估了 7/55 例，高估的患者只有 2 例。

ERCP/PTC

大多数研究者都报道在判断肿瘤侵犯程度时发生低估了纵向扩散的错误，还有研究者报道［3］，因肿瘤周围纤维化而高估肿瘤扩散程度的发生率很高。德国学者结合手术标本对比 ERCP、PTC 及 MRCP 的报告，ERCP 的正确率为 29 %，MRCP 为 36％，PTC 为 53％，高估率分别为 42％、41％和 31％，低估率分别为 31％、23％和 16％。根据这些学者的经验，研究肝门部胆管癌的最可靠的技术是 PTC，显著优于 ERCP（$p<0.008$），略好于 MRCP（$p=0.06$），而 ERCP 及 MRCP 的结果相似。因为不能完整地显示肝内胆管树，要判断肿瘤侵犯胆管的近端程度应用 ERCP 就受到了限制。反过来说，对肝脏左右两叶的 90 %的肿瘤，MPCP 都可获得准确的胆管成像，而评估肿瘤的边缘能力比 PTC 的低（$p<0.019$）。涉及 Bismuth-Corlette Ⅲ、Ⅳ型患者的主要诊断的问题，PTC 比 ERCP 或 MRCP 效果更好。

旋转电影胆管造影术（Rotational Cine-cholangiography）

为了克服直接胆道造影应用的局限性，旋转电影胆管造影术已被建议应用，它可以正确评价胆管的解剖，更好地评估肿瘤的腔内扩散情况［9-11］。Miura［10］对 60 例梗阻性黄疸患者做了旋转电影胆道造影。评价胆道解剖和主要胆管及二级胆管汇合部的显影能力，并且对 26 例手术切除的肿瘤患者的放射影像学资料与病理报告进行了比较。

旋转电影胆道造影的一级胆管汇合部的显影率为 97.6%，右前右后支胆管汇合部为 87%，左内叶胆管汇合部为 93.1%。肿瘤扩散诊断的准确率，胆总管为 91.7%，右肝胆管为 100%，左肝胆管为 91.7%，右前叶胆管 100%，右后叶胆管为 83.3%，左内叶胆管为 100%。尽管如此，得出的结论是，对于评价一、二级胆管汇合部的解剖和判断肿瘤的腔内播散情况，旋转电影胆管造影术是一种较有效的评价方法 [10]。

最近，有学者提出 [12] 了一项三维立体旋转胆道造影的新技术，即通过经皮经肝穿刺引流注射对比剂，联合应用数字减影血管造影和三维重建技术，该技术可准确研究胆管树的解剖。

纤维胆道镜

一些学者，尤其是日本学者相信，诊断沿胆管表面扩散的胆管癌，经皮经肝穿刺纤维胆道镜是最佳的方法 [20-24]。

Lee 对比了 MRCP 与经皮经肝穿刺纤维胆道镜，评价胆管癌纵向程度的效果，报道两种技术在浸润型胆管癌的诊断上有极佳的相关性：Bismuth-Corlette I 型患者为 16/18 例（88.9%），II 型为 14/16 例（87.5%），III a 型为 19/23 例（82.6%），在 14/14 例 III b 型（100%），IV 型为 24/28 例（85.7%），由此相信 MRCP 必将取代纤维胆道镜；而纤维胆道镜对息肉型和弥漫性硬化型胆管癌的评价更可靠 [25]。

Nimura [24] 证实了上述结果并且建议，因为肿瘤黏膜侵犯很容易看见，纤维胆道镜的应用指征是乳头状型或结节型胆管癌患者的术前诊断。为了制订具体的手术切除方案（肝胆或肝胰十二指肠切除术），肿瘤侵犯状况的评价不仅要判定肝内部分，而且必须判定远端胆管的情况。

评价肿瘤的横向程度：血管受侵、肝实质受侵和肝叶萎缩

超声多普勒检查、内镜超声、CT 及 MRI 有助于判断胆管癌的横向程度。

超　声

血管结构受侵可以用常规的超声（US）进行判断。通过内镜超声（EUS）也可以较好地评价与血管的关系。日本学者的前瞻性研究显示 [26]，在一组做肝切除伴或不伴血管切除的肝门部肿瘤患者中，对比 EUS、US、CT 和血管造影的效果表明，EUS 诊断的准确性较高为 93%，US 为 74%，CT 为 84%，血管造影术为 89%。

联合腹部超声（US）和多普勒超声（Dopler US）可以正确地评价血管的关系，特别是门静脉主干（图 1）。在 MSKCC 的研究中，该技术表现出的敏感性为 93%，特异性为 99%，阳性预测值为 97% [27-28]，甚至比血管成像的结果更好（血管的 CT 成像的敏感性为 90%，特异性为 99%，阳性预测值为 95%）。

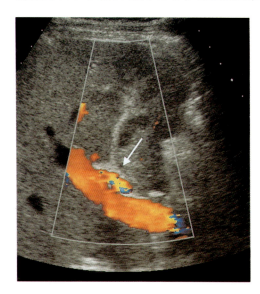

图 1　肝门部胆管癌。Doppler US 显示左肝动脉受侵（白色箭头）

磁共振成像（MRI）

对于判断肝门部胆管癌患者的血管侵犯，磁共振成像结合磁共振血管成像技术可以取得与血管造影相似的效果，准确率为 67%，高估率为 8%，低估率为 25% [29]。Lee 等 [30] 对 36 例肝门胆管癌患者进行了磁共振血管成像与数字减影血管造影，对比其在判断肿瘤与肝动脉、门静脉及其左右分支的关系时，肝动脉、门静脉的清楚显像的百分率分别为 78% 和 94%，同时判断动脉浸润的敏感性、特异性和准确性分别为 58%、93% 和 89%，而血管造影术分别为 75%、99% 和 96%。这两项技术在判断门静脉浸润时的效果相当（磁共振血管成像的敏感性、特异性和诊断的准确性分别为 78%、91% 和 89%，而血管造影术分别为 78%、92% 和 90%）。二者间的效果无统计学差异，只是在判断动脉浸润时血管造影更特异。这些资料证实，当怀疑肝门部胆管癌的患者有血管侵犯时，磁共振血管成像可以取代血管造影。

CT

评估肿瘤横向扩散，动态 CT 扫描诊断的可靠性似乎更高，甚至优于 MRI [31]。它可以进行动脉和门静脉期的血管研究，结果类似或优于血管造影术（图 2）。Lee 的经验表明 [19]，在 55 例患

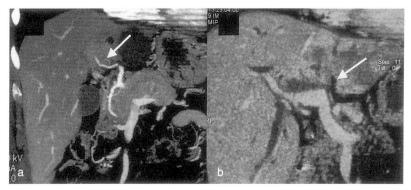

图 2 CT 显示胆管汇合部中央的高密度占位。a. 冠状位像显示左肝动脉受侵（白箭头）；b. 冠状位 CT 血管成像显示门静脉左支受侵（白箭头）

者中 CT 显示有动脉侵犯的 20 例，手术证实了 19 例，只有 1 例假阳性。在被排除有血管侵犯的 35 例中，3 例被低估，敏感性为86.4%，特异性为97%，阳性预测值为95%，阴性预测值为91.4%，总准确率为92.7%。

在这项研究中，开始应用的是单探头的 CT，其后应用的是多探头的 CT。比较两种不同类型的 CT 结果，前者造成更多的假阳性和假阴性，敏感性、特异性、阳性和阴性预测值以及总准确率分别为72.8%、94%、87.5%、88.9%和88.5%；而多探头 CT 相应的百分率更高，分别为92.3%、100%、100%、94%和96.6%。结果显示，多探头 CT 的效果更好，但无统计学差异（p=0.406）[19]。CT 在评价门静脉受侵时的敏感性、特异性、阳性和阴性预测值及总准确率为76.9%、93.1%、81.8%和85.5%。

肝叶萎缩及肝实质浸润的评价

Jarnagin and Blumgart 分期中的一个重要因素是肝实质萎缩。

肝叶萎缩可由腹部超声确定，但用 CT 和 MRI 的效果更好，其特点是缩小的肝叶少血供伴有远端胆管扩张（图 3）。

约 60% 的肝门胆管癌患者存在肝实质的浸润 [32]，在评估肝实质受侵时 CT 和 MRI 都很有效。评价这个因素诊断的敏感性，在Hanninen 的研究中为 87%［32］，而在 Manfredi 的研究中为 75 %，低估的病例为 25%［29］。

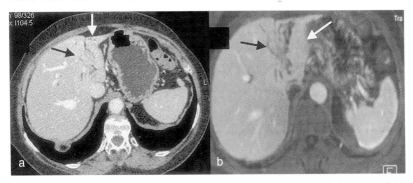

图 3　CT 影像。a. 显示肝门部胆管癌侵犯门静脉左支（黑色箭头）左叶萎缩（白色箭头）；b. MRI 门脉期证实了 CT 影像发现

术前评估肿瘤切除的可能性 (T)

在评价肿瘤切除的可能性时，CT 诊断的准确率从 60%～74.5% 不等 [14，30，33]。Tillich 认为，由于螺旋 CT 无法正确评估肿瘤近端扩展的程度，故不能作为评估切除可能性的限定的检查方法。为了取得更好的结果，Lee [19] 将 CT 检查与直接胆道造影联合，可靠性从 60% 增至 75%。在判断为可切除的 42 例患者中，经证实 30 例是正确的，12 例被低估，其中 6 例是因为肿瘤的纵向扩散，3 例因为肿瘤沿肝十二指肠韧带扩散，3 例低估了血管侵犯 [19]，阳性预测值为 71.4%。在考虑不能切除的 13 例中，证实 11 例判断正确（阴性预测值为 84.6%），而 2 例高估了血管的侵犯。如前所述，Otto [3] 报道，判断 Bismuth-Corlette 分型时，高估率比低估率更高。同组的研究报道显示，CT 和 MRI 评估有血管受侵的只有 50%，而 24% 的患者术前研究无血管侵犯组在术中证实有侵犯 [3]。在前瞻性研究中，Otto [3] 通过评价 Bismuth-Corlette 分型能够在手术前估计手术策略。59 例中的 48 例手术方式是和术前估计的一样，有 4 例患者肿瘤已经广泛扩散至大半个胆道系统而被忽视了，另外有 5 例和 2 例患者分别比原计划扩大或缩小了切除范围。

淋巴结评估 (N)

本指标是所有肿瘤术前分期的致命弱点 (Achilles' heel)，所有的检查都无法准确确定，而它对外科手术及预后的判断又非常重要。诊断胆管癌的患者中，有淋巴结转移的占 36%~50% [32]。

腹部超声对于淋巴结转移不能提供充分的资料，EUS 诊断的准确率为 53%~64% [5]，敏感性为 93%，特异性为 18%。当内镜超声联合 FNA 时，诊断的准确率可大于 90% [34]。

CT 诊断的准确率也不高，尤其是在评价第二站淋巴结时，准确率为 50% [19]（15 例 N2 淋巴结阳性中仅发现 8 例）。CT 结果阴性的 40 例患者中，2 例有淋巴结转移，为假阴性。55 例中有 46 例淋巴结分期正确（83.6%）。

磁共振成像诊断的可靠性与超声内镜检查相当。Hanninen 报道 [32] 准确率为 60%。限制其应用的原因是淋巴结的大小不是一个可靠的指标。事实上，正常大小的淋巴结也可能有转移，而增大的淋巴结可能是炎症和非转移性的 [32]。

最近研究表明，应用淋巴结特异性的对比剂（氧化铁的超微粒）检查前列腺癌患者的淋巴结显示出一定的效果 [35]。就准确率而言，研究的结果很好，但这种对比剂至今仍未进入临床应用。

PET 的研究结果是不一致的。有些学者报道，淋巴结转移的检测率低（2/15）[36]，而另有报道准确率为 86% [37]；敏感率与 CT 类似，但 PET 的特异性为 100%，CT 则为 59%（$p<0.01$）。

转移的评估（M）

应用对比剂增强腹部超声比普通超声可以更好地查明肝脏病变并对其进行分型，CT 和 MRI 有助于定位转移灶。由于 PET 能发现远处转移，故可以进行有效的分期。Anderson 报道 [38]，30% 伴有远处转移的患者用其他放射性检查不能诊断，而 Kim [39] 在 21 例应用其他的诊断技术未发现有远处转移的周围型胆管细胞癌患者中，应用 PET 发现了其中 4 例有远处转移。Kluge 报道 [36]，PET 对远处转移诊断的可靠性为 70%（腹膜、肺）。

术前影像检查往往不能确定腹膜和肝转移的病灶存在，只有腹腔镜或剖腹探查术才能发现，这主要是因为病灶小。

结　论

我们认为，按照图 4 的诊断流程图，不用行直接胆道造影，也可以正确地评估切除的可能性。

进一步的诊断有可能要用有创技术，包括胆道引流或恢复肝功能，应由肝胆专科人员根据患者的状态（伴或不伴脓毒血症、肝功能的改变、营养不良）和合理的治疗方案来决定。

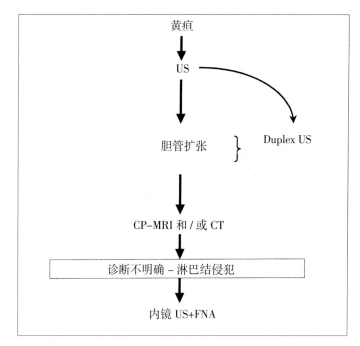

图 4　推荐的肝门部胆管癌无创诊断的流程图

　　最优化的处理可以避免有创的、高风险的和无用的操作，避免长期住院和延误正确的治疗，并且可以方便患者选择不同的治疗方案。

　　通过 MRI 及 MRCP 的研究，联合或不联合 CT 和 / 或超声内镜，可以判断胆管癌是否可以切除。术前无创的检查显示肿瘤可切除时，在综合考虑黄疸、伴随感染、肿瘤沿胆管浸润的程度（Bismuth-Corlette 分型）及拟保留肝脏的量的评估等情况之后，必须做出治疗的决定。

　　如存在黄疸而无感染表现且不伴有肝叶萎缩的患者可以直接手术。如果有胆管炎，术前必须引流胆道，最好是对拟保留的肝脏进行单侧引流。如果胆红素水平不降低，或胆管炎持续存在，可以进行双侧或多个引流。如果存在同侧肝叶萎缩，萎缩的肝叶并不需要引流，除非是由于肝叶不引流患者有持续脓毒血症。当拟保留肝脏少于肝脏总体积的 30%~40% 时，采取门静脉栓塞和预防性胆道引流技术是有效的（图 5）。

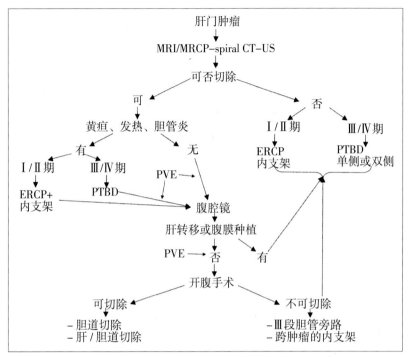

图 5　推荐的肝门部胆管癌的诊断和治疗方案

参考文献

1. Bismuth H, Corlette MB (1975) Intrahepatic cholangioenteric anastomosis in carcinoma of the hilus of the liver. Surg Gynecol Obstet 140(2):170–178
2. Jarnagin WR, Fong Y, DeMatteo RP et al (2001) Staging, resectability, and outcome in 225 patients with hilar cholangiocarcinoma. Ann Surg 234(4):507–517; discussion 517–519
3. Otto G, Romaneehsen B, Hoppe-Lotichius M, Bittinger F (2004) Hilar cholangiocarcinoma: resectability and radicality after routine diagnostic imaging. J Hepatobiliary Pancreat Surg 11(5):310–318
4. Dancygier H, Nattermann C (1994) The role of endoscopic ultrasonography in biliary tract disease: obstructive jaundice. Endoscopy 26(9):800–802
5. Tio TL, Reeders JW, Sie LH et al (1993) Endosonography in the clinical staging of Klatskin tumour. Endoscopy 25(1):81–85
6. Yeh TS, Tseng JH, Chiu CT et al (2006) Cholangiographic spectrum of intraductal papillary mucinous neoplasm of the bile ducts. Ann Surg 244(2):248–253
7. Zidi SH, Prat F, Le Guen L et al (2000) Performance characteristics of magnetic resonance cholangiography in the staging of malignant hilar strictures. Gut 46:103–106

8. Manfredi R, Brizi MG, Masselli G et al (2001) Malignant biliary hilar stenosis: MR cholangiopancreatography compared with direct cholangiography. Radiol Med 102:48–54
9. Furukawa H, Sano K, Kosuge T et al (1997) Analysis of biliary drainage in the caudate lobe of the liver: comparison of three-dimensional CT cholangiography and rotating cine cholangiography. Radiology 204(1):113–117
10. Miura F, Asano T, Okazumi S et al (1999) Rotational cine cholangiography: evaluation for use in diagnosing bile duct carcinoma. AJR Am J Roentgenol 173(4):1043–1048
11. Furukawa H, Sano K, Kosuge T et al (2000) Hilar cholangiocarcinoma evaluated by three-dimensional CT cholangiography and rotating cine cholangiography. Hepatogastroenterology 47(33):615–620
12. Uchida M, Abe T, Nishimura K et al (2002) Rotational three-dimensional cholangiography: initial clinical experience. Radiat Med 20(4):213–215
13. Nesbit GM, Johnson CD, James EM et al (1988) Cholangiocarcinoma: diagnosis and evaluation of resectability by CT and sonography as procedures complementary to cholangiography. AJR Am J Roentgenol 151(5):933–938
14. Tillich M, Mischinger HJ, Preisegger KH et al (1998) Multiphasic Helical CT in diagnosis and staging of hilar cholangiocarcinoma. AJR Am J Roentgenol 171:651–658
15. Wiston C, Teitcher J (2006) Computer tomography of the liver, biliary tract, and pancreas. Blumgarth H (ed) Surgery of the liver, biliary tract, and pancreas, 4th edn. Saunders Elsevier, Philadelphia, pp 266–305
16. Feydy A, Vilgrain V, Denys A et al (1999) Helical CT assessment in hilar cholangiocarcinoma: correlation with surgical and pathologic findings. AJR Am J Roentgenol 172(1):73–77
17. Fleischmann D, Ringl H, Schofl R et al (1996) Three-dimensional spiral CT cholangiography in patients with suspected obstructive biliary disease: comparison with endoscopic retrograde cholangiography. Radiology 198(3):861–868
18. Kim JH, Kim TK, Eun HW et al (2006) CT findings of cholangiocarcinoma associated with recurrent pyogenic cholangitis. AJR Am J Roentgenol 187(6):1571–1577
19. Lee HY, Kim SH, Lee JM et al (2006) Preoperative assessment of resectability of hepatic hilar cholangiocarcinoma: combined CT and cholangiography with revised criteria. Radiology 239(1):113–121
20. Iwahashi N, Hayakawa N, Yamamoto H et al (1998) Mucosal bile duct carcinoma with superficial spread. J Hepatobiliary Pancreat Surg 5(2):221–225
21. Kim DI, Kim MH, Lee SK et al (2001) Risk factors for recurrence of primary bile duct stones after endoscopic biliary sphincterotomy. Gastrointest Endosc 54(1):42–48
22. Sano T, Nimura Y, Hayakawa N et al (1997) Clinical utility of percutaneous transhepatic cholangioscopy in defining tumour extent: a case of mucin-producing bile duct carcinoma originating in the left caudate lobe. Gastrointest Endosc 46(5):455–458
23. Ponchon T, Genin G, Mitchell R et al (1996) Methods, indications, and results of percutaneous choledochoscopy. A series of 161 procedures. Ann Surg 223(1):26–36
24. Nagino M, Nimura Y (2006) Perihilar cholangiocarcinoma with emphasis on presurgical management. In: Blumgart H (ed) Surgery of the liver, biliary tract, and pancreas. 4th edn. Saunders Elsevier, Philadelphia, pp 804–814
25. Lee SS, Kim MH, Lee SK et al (2002) MR cholangiography versus cholangioscopy for evaluation of longitudinal extension of hilar cholangiocarcinoma. Gastrointest Endosc 56(1):25–32
26. Sugiyama M, Hagi H, Atomi Y, Saito M (1997) Diagnosis of portal venous invasion by pancreatobiliary carcinoma: value of endoscopic ultrasonography. Abdom Imaging 22(4):434–438
27. Hann LE, Greatrex KV, Bach AM et al (1997) Cholangiocarcinoma at the hepatic hilus: sonographic findings. AJR Am J Roentgenol 168(4):985–989
28. Jarnagin WR, D'Angelica M, Blumgart LH (2006) Intrahepatic and extrahepatic biliary cancer. In: Blumgart H (ed) Surgery of the liver, biliary tract, and pancreas. 4th edn. Saunders Elsevier, Philadelphia
29. Manfredi R, Barbaro B, Masselli G et al (2004) Magnetic resonance imaging of cholangio-

carcinoma. Semin Liver Dis 24(2):155–164

30. Lee MG, Park KB, Shin YM et al (2003) Preoperative evaluation of hilar cholangiocarcinoma with contrast-enhanced three-dimensional fast imaging with steady-state precession magnetic resonance angiography: comparison with intraarterial digital subtraction angiography. World J Surg 27(3):278–83

31. Zhang Y, Uchida M, Abe T et al (1999) Intrahepatic peripheral cholangiocarcinoma: comparison of dynamic CT and dynamic MRI. J Comput Assist Tomogr 23(5):670–677

32. Hanninen EL, Pech M, Jonas S et al (2005) Magnetic resonance imaging including magnetic resonance cholangiopancreatography for tumour localization and therapy planning in malignant hilar obstructions. Acta Radiol 46(5):462–470

33. Cha JH, Han JK, Kim TK et al (2000) Preoperative evaluation of Klatskin tumour: accuracy of spiral CT in determining vascular invasion as a sign of unresectability. Abdom Imaging 25(5):500–507

34. Hoffman BJ, Hawes RH (1995) Endoscopic ultrasonography-guided puncture of the lymph nodes: first experience and clinical consequences. Gastrointest Endosc Clin N Am 5(3):587–593

35. Harisinghani MG, Barentsz J, Hahn PF et al (2003) Noninvasive detection of clinically occult lymph-node metastases in prostate cancer. N Engl J Med 348(25):24912499

36. Kluge R, Schimdt F, Caca K et al (2001) Positron emission tomography with (18F)fluoro-2-deoxy-D-glucose for diagnosis and staging of bile duct concer. Hepatology 33:1029–1035

37. Kato T, Tsukamoto E, Kuge Y et al (2002) Clinical role of (18)F-FDG PET for initial staging of patients with extrahepatic bile duct cancer. Eur J Nucl Med Mol Imaging 29(8):1047–1054

38. Anderson CD, Rice MH, Pinson CW et al (2004) Fluorodeoxyglucose PET imaging in the evaluation of gallbladder carcinoma and cholangiocarcinoma. J Gastrointest Surg 8(1):90–97

39. Kim YJ, Yun M, Lee WJ et al (2003) Usefulness of 18F-FDG PET in intrahepatic cholangiocarcinoma. Eur J Nucl Med Mol Imaging 30(11):1467–1472

腹腔镜在术前分期中的作用

晚期肝门部胆管癌通常不能手术切除。尽管超声、CT、MRI、PET 等影像学技术的发展迅速，但术前往往很难发现那些小的肝脏肿瘤和腹腔的转移性肿瘤。在不可切除的肿瘤患者中，有 25%~46%的患者可通过腹腔镜检查发现 [1–2]。

有学者建议将诊断性腹腔镜技术作为肝胆肿瘤分期的判定方法 [3]，主要目的是对术前检查未明确是否有肿瘤扩散的患者确定肿瘤的转移情况，避免不必要的开腹探查手术。对不可切除的患者实施腹腔镜技术可显著减少住院时间、费用，尽快进行姑息性治疗 [4]。

应用腹腔镜对胆管癌进行分期的报道非常少。有学者建议在开腹手术之前应先进行腹腔镜探查术；另有学者建议在进行某些有创操作，如门静脉栓塞和 / 或胆道引流之前，应用腹腔镜对肿瘤进行分期 [5]。

技术方法

腹腔镜检查通常在全身麻醉下进行。腹腔镜应在准备开腹手术的切口线上进入 [6]。为便于操作并取得可疑部位活体组织标本，通常采用两个或更多的切口。在脐周或右上腹采用一个 30°角的范围进入，基本可以提供一个理想的视野。腹腔镜探查包括对整个腹腔，特别是对易发生肿瘤转移的壁层腹膜进行细致的观察。随后探查肝脏右叶和左叶的肝上、肝下间隙、肝十二指肠韧带和肝门。通过探查可以直接观察肝实质的状态，并可能发现术前检查未发现的肝硬化或肝叶萎缩。如发现明显的壁层腹膜或脏层腹膜转移病灶，必须经冰冻组织切片确诊。但由于有肿瘤种植的风险,对于那些不影响肿瘤切除可能性的(即区域淋巴结转移),不建议进行活检[7]。用腹腔镜解剖肝门结构,操作难度大,且对判断肿瘤局部的严重程度作用有限,因此不建议实施。

结 果

诊断性腹腔镜技术的并发症发生率和死亡率较低。据报道,在肝胆肿瘤中,诊断性腹腔镜操作的死亡率为 0 ~ 4% [5,7-10]。术后并发症多为出血、肠穿孔及腹腔感染。少见的并发症包括切口感染、腹痛、肺部并发症。

以往的研究发现,肝胆肿瘤可沿腹腔镜切口种植转移。Nieveen报道 420 例消化系统肿瘤行诊断性腹腔镜检查,发生肿瘤在切口种植转移的发生率为 2% [7]。其他报道也证实肿瘤有沿穿刺道种植转移者,Shoup 报道 [11] 1650 例诊断性腹腔镜检查的病例中,穿刺道种植转移发生率为 0.8%。

文献报道 [5-6,9,12],腹腔镜检查结果误诊率为 20%~40%,可由许多因素造成,如有限的病例数、不同的胆管癌类型(例如肝门部胆管癌、胆囊肿瘤)和长期观察期间术前未做新的影像学技术检查。

无法切除的主要原因是肿瘤腹膜转移、侵犯血管、肝转移及远处淋巴结转移。腹腔镜在探查导致肿瘤不可切除的原因时,诊断不同原因的准确性变动较大,其中对明确是否存在肝转移和腹膜转移的价值较大,而对评估血管受侵及淋巴结转移的价值有限。在一些研究中,腹腔镜明确肿瘤腹膜转移的敏感性超过 80%,伴有肝转移的患者中超过 60% 的可以确定,淋巴转移的检出率低于 30%。而对于因肿瘤局部晚期而无法切除者,通过腹腔镜探查几乎无法明确[5-6]。腹腔镜探查的价值还在于对疾病分期的判断,Connor 对 84 例患者的观察发现,按照 MSKCC 术前分期系统,腹腔镜探查对 T3 期肿瘤患者判断的准确率显著高于 T1、T2 期患者。无法手术切除的原因多是肿瘤转移,在 T3、T2、T1 期中存在转移的分别为 68%、

37%和26%（$p<0.05$）［12］。

有学者建议，腹腔镜探查时同时滴注 100~200mL 生理盐水进行腹腔灌洗，可增加探查的准确性。然而，在仅有的对肝门部胆管癌行腹腔镜探查文献报道中，显示诊断准确率低。Martin 报道［13］一组 26 例腹腔镜探查的研究中，6 例腹膜转移者仅有 2 例细胞学检查为阳性。

腹腔镜超声

腹腔镜超声检查可有效地提高腹腔镜对肿瘤分期的敏感性和准确性。腹腔镜超声探头为线性高频（8~10MHz），可以提供高分辨率的影像。此外，采用多普勒超声可明确血管结构是否受到肿瘤侵犯。超声探头通过脐旁或右上腹 10mm 的戳孔进入，可以对肝实质进行全面的探查，可以发现小于几毫米的肝脏病变。探查时首先检查肝脏左右叶，接着将探头横向置于肝十二指肠韧带，探查胆总管、肝动脉、门静脉及主要分组的淋巴结。还可以在腹腔镜超声探头引导下对可疑的病变组织进行活检。

腹腔镜超声检查的报道较多［7，12，14-16］，但都限于较少的病例数。尽管腹腔镜超声检查可以提供准确的肝实质及肝门结构的影像，但文献并不支持用于判断肝门部胆管癌切除的可能性。

Van Delden 首先建议应用此技术，在其报道的 31 例无法切除的肝门部胆管癌患者，仅有 10 例（28%）是通过传统的腹腔镜探查证实，仅 1 例通过超声确诊［16］。近年来，更多的病例观察证实此方法对不到20%的患者有效［6，8-9］。仅有 1 位学者报道通过腹腔镜联合超声探查可以显著提高准确性。在 84 例患者中，仅行腹腔镜探查的准确率为24%，而联合超声探测的诊断的准确率提高至41%［12］。造成腹腔镜超声检查应用价值有限的原因在于，由于炎性改变和胆管支架的存在，腹腔镜超声很难探明肝门部肿瘤局部的严重程度［6］。超声诊断肿瘤的肝脏转移的敏感性非常高，但是此类患者的转移病灶多位于肝脏表面，用腹腔镜检查就极易被发现。超声探测无法区分局部及远处淋巴结的肿瘤侵犯或炎性病变。此外，在超声引导下淋巴结活检操作难度较大。

　　Tillman 强调的事实是，经常有超声检查怀疑肿瘤无法切除者在开腹手术时被否定。在其报道的 110 例患者中，超声提示肿瘤无法切除者 19 例，但开腹探查仅有 1 例证实肿瘤不能切除。尽管超声检查对肿瘤肝转移的诊断敏感性较高，但对于肝门部淋巴结转移的诊断，超声探测无法提供有价值的信息。

结　论

　　诊断性腹腔镜在肝门部胆管癌中的应用价值有限，这是由于肿瘤往往是局部处于晚期而无法手术切除。诊断性腹腔镜对于发现腹膜和肝转移的准确率高，但是即使与超声技术结合，因为无法确定患者局部为晚期肿瘤或转移的淋巴结，其诊断的敏感性仍较低。在疾病晚期肿瘤转移概率很高时，腹腔镜对诊断可能会有所帮助。

参考文献

1. Hemming AW, Reed AI, Fujita S et al (2005) Surgical management of hilar cholangiocarcinoma. Ann Surg 241(5):693–699; discussion 699–702
2. Lang H, Sotiropoulos GC, Fruhauf NR et al (2005) Extended hepatectomy for intrahepatic cholangiocellular carcinoma (ICC): when is it worthwhile? Single center experience with 27 resections in 50 patients over a 5-year period. Ann Surg 241(1):134–143
3. D'Angelica M, Jarnagin W, DeMatteo R et al (2002) Staging laparoscopy for potentially resectable noncolorectal, non-neuroendocrine liver metastases. Ann Surg Oncol 9(2):204–209
4. Cuschieri A (2001) Role of video-laparoscopy in the staging of intra-abdominal lymphomas and gastrointestinal cancer. Semin Surg Oncol 20(2):167–172
5. Goere D, Wagholikar GD, Pessaux P et al (2006) Utility of staging laparoscopy in subsets of biliary cancers: laparoscopy is a powerful diagnostic tool in patients with intrahepatic and gallbladder carcinoma. Surg Endosc 20(5):721–725
6. Weber SM, DeMatteo RP, Fong Y et al (2002) Staging laparoscopy in patients with extrahepatic biliary carcinoma. Analysis of 100 patients. Ann Surg 235(3):392–399
7. Nieveen van Dijkum EJ, de Wit LT (1999) Staging laparoscopy and laparoscopic ultrasonography in more than 400 patients with upper gastrointestinal carcinoma. J Am Coll Surg 189(5):459–465
8. Vollmer CM, Drebin JA, Middleton WD et al (2002) Utility of staging laparoscopy in subsets of peripancreatic and biliary malignancies. Ann Surg 235(1):1–7
9. Tilleman EH, de Castro SM, Busch OR et al (2002) Diagnostic laparoscopy and laparoscopic ultrasound for staging of patients with malignant proximal bile duct obstruction. J Gastrointest Surg 6(3):426–430; discussion 430–431
10. Jarnagin WR, Bodniewicz J, Dougherty E et al (2000) A prospective analysis of staging

laparoscopy in patients with primary and secondary hepatobiliary malignancies. J Gastrointest Surg 4(1):34–43

11. Shoup M, Brennan MF, Karpeh MS et al (2002) Port site metastasis after diagnostic laparoscopy for upper gastrointestinal tract malignancies: an uncommon entity. Ann Surg Oncol 9(7):632–636

12. Connor S, Barron E, Wigmore SJ et al (2005) The utility of laparoscopic assessment in the preoperative staging of suspected hilar cholangiocarcinoma. J Gastrointest Surg 9(4):476–480

13. Martin RC 2nd, Fong Y, DeMatteo RP et al (2001) Peritoneal washings are not predictive of occult peritoneal disease in patients with hilar cholangiocarcinoma. J Am Coll Surg 193(6):620–625

14. Callery MP, Strasberg SM, Doherty GM et al (1997) Staging laparoscopy with laparoscopic ultrasonography: optimizing resectability in hepatobiliary and pancreatic malignancy. J Am Coll Surg 185(1):33–39

15. Lo CM, Lai EC, Liu CL et al (1998) Laparoscopy and laparoscopic ultrasonography avoid exploratory laparotomy in patients with hepatocellular carcinoma. Ann Surg 227(4):527–532

16. van Delden OM, de Wit LT, Nieveen van Dijkum EJ et al (1997) Value of laparoscopic ultrasonography in staging of proximal bile duct tumours. J Ultrasound Med 16(1):7–12

术前的肝功能评估

很多因素有助于选择出适合手术的肝门部胆管癌患者，包括：
- 明确肿瘤大小、位置、范围及相关肝内血管的情况以改善术前诊断状况；
- 术中探查的发现；
- 对肿瘤生物学行为的理解掌握；
- 胆道梗阻和黄疸的影响；
- 肝实质的炎症进展及胆管炎对临床过程和预后的影响；
- 营养状况；
- 辅助性治疗。

选择手术切除必须要考虑在完全切除肿瘤的同时，需要保留足够的拟保留肝脏的体积以维持肝功能。

在肝门部胆管癌的手术中，尤其是需要扩大切除的手术，不仅必须要密切注意肝实质的切除量，而且还需关注剩余肝的量，以保证术后适当的肝功能。根据肿瘤生长的类型，胆管癌可导致肝内胆管树的一个或多个肝段的胆管完全或不全梗阻。胆汁梗阻会很大程度地增加发生脓毒血症的风险，使肝功能更加恶化。发生梗阻性黄疸时，胆道压力从 $5\sim10cmH_2O$ 上升至 $30cmH_2O$，将破坏肝细胞和胆管细胞的连接，结果将导致：（1）扩张的胆道压迫门脉血管，门静脉血流减少；（2）抑制了启动和维持肝再生的体液因子，减少生长因子生成；（3）淤积有毒的胆盐激活了肝细胞凋亡的程序；（4）胆管－血管通透性增加，胆汁直接逆流入肝窦，引起炎症反应；（5）抑制肝细胞的胆汁分泌；（6）抑制肝细胞的分泌活性，代谢产物逆流入循环系统，导致全身性中毒反应；（7）改变了微小血管和大血管的灌流。

蛋白合成改变导致白蛋白水平降低，导致凝血因子及免疫球蛋白合成急剧减少。胆道梗阻通过减少肝脏对机体代谢产物的排泄，抑制了肝脏的解毒功能。胆道梗阻的全身反应很明显，涉及心血管的活动、肾功能及凝血过程。左心室活动的抑制及外周血管阻力和血浆容量的减少，使得黄疸患者术后易发生休克。高胆红素血症可造成肾功能损害，这是由于胆盐的促尿钠排泄作用和内毒素血症对组织的直接毒性作用，致使心脏泵功能和肾脏本身损害，导致肾脏灌注减少；梗阻性黄疸患者发生肾衰竭时死亡率可达到 70%[1]。肠内胆汁缺失影响了维生素 K 的吸收障碍，使得凝血酶原时间延长。肠内胆汁的缺失及胆汁肠肝循环的中断，以至于胆盐丧失了乳化作用和解毒活性，进而导致大量的肠腔内的内毒素经门静脉吸收[2]。在正常的胆管内压力下（0.69~1.37kPa）进入门静脉循环的细菌可被 Kuppfer 细胞清除，当存在胆道梗阻时，Kuppfer 细胞受损，对细菌和内毒素的清除减少，其抗原呈递作用受抑制。胆汁中存在高密度的细菌，胆道压力升高可导致胆管炎和胆源性脓毒血症。胆管压力的降低和胆红素的浓度降至正常范围，可明显改善生化指标及肝功能，以至于可以使肝切除范围扩大至 70% 而术后不发生或较少发生肝功能不全[3-6]。黄疸的消退能够使患者肝储备功能恢复接近正常状态[4]。然而，胆汁外引流无法恢复胆汁的肠肝循环，不能改善肠道菌群移位。提倡胆汁的回输有助于维护黄疸患者肠黏膜的完整性，减少脓毒血症的发生[7]。肝门部胆管癌患者术前是否需要行胆道引流尚存争议。对于合并胆管炎、黄疸时间长、重度营养不良、血清胆红素 >5mg/mL、需行大部肝切除（>60%）的患者，术前胆道引流是有益的[8-11]。同样，由于肝脏的代偿增生需要胆红素降至正常，因此认为在实施门静脉栓塞前必须对拟保留的肝脏行胆道引流[12-13]。对于其他合并胆管梗阻的患者存在两种不同的观点：西方学者支持对合并胆管梗阻的肝门部胆管癌患者尽快手术切除，理由是胆道引流有导致并发症的风险（如腹膜炎、胆管炎、出血），发生率为 3%~5%[14-15]；还有肿瘤种植的风险虽然少见，但可能影响手术的根治性[16]。相反，亚洲学者支持胆道引流，认为可使胆汁淤积肝脏的肝功能正常化，提高其对缺血的耐受力，减少输血量，提高肝再生能力 [17-18]。到目前为止，临床随机试验还未能证实肝切除术前胆道引流、内引流或外引流到底是否有益。甚至引流的方式方法（内镜下 / 经皮肝穿刺、肝段 / 肝叶、单支引流 / 多支引流、引流通过或不通过胆道狭窄处）仍在商榷之中，有待进一步的研究。单侧胆道引流应引流拟保留侧肝脏。对萎缩肝叶行胆管引流是禁忌的，因为不能逆转肝功能，而且萎缩的肝脏已无功能。为了降低手术风险，手术切除前应评价切除的肝功能，通过评估肝体积和拟保留肝脏的储备功能调查预后因素 [19]。

　　肝脏的血清酶学的检查是常用的、明确肝功能的标准试验，可以反映肝细胞的完整性或是否存在胆汁淤积。血清白蛋白及凝血酶原时间与肝实质的功能相关，但对判别肝脏疾病无特异性 [20]。尽管意见不一，迄今作为肝功能的标准试验的预测价值已被认可 [21]。Child 评分作为反映肝脏合成及分泌功能的指标，多用于评估肝硬化门静脉高压症手术的肝功能，对非肝硬化的胆管癌肝功能评估价值不大（表 1）。已推出许多采用不同底物的定性测试，尽管结果精确，但由于多种原因，如成本昂贵、需要的标本量较多、长期留置导管以及存在过敏反应的风险，并没有在临床应用。

表 1　定量试验 [19]

定量试验	检测功能
氨基比林呼气试验	微粒体功能
安替比林清除试验	微粒体功能
咖啡因清除试验	微粒体功能
利多卡因清除试验（MEGX）	微粒体功能
乙酰胺甲氧基苯呼气试验	微粒体功能
半乳糖清除容量（GEC）	胞浆功能
低剂量半乳糖清除率	肝脏灌注（肝血流）
山梨醇清除率	肝脏灌注（肝血流）
吲哚青绿清除率	肝脏灌注（肝血流）
阴离子排泄	肝脏灌注（肝血流）
白蛋白合成	合成功能
尿素合成	合成功能

以 C- 乙酰胺甲氧基苯呼气测试实验（LiMax 试验）为基础的肝功能最大酶容量检测又被重新提出来 [22]。它与剩余肝体积有显著的相关性，近期刚得以应用，结果还需要进一步验证。在推出的预测术后剩余肝脏功能的试验中，氨基酸清除试验或氨基比林呼气试验、吲哚青绿清除试验被认为是肝切除后手术死亡率最有效的预测方法 [23-24]，其中吲哚青绿滞留率的模型（ICG-15）试验最常用。滞留率的百分含量可以用光学传感器通过脉冲分光光度法测量 [25]。吲哚青绿滞留率预测术后肝功能衰竭的正常界值尚没有达成共识，但普遍认为，吲哚青绿 15 分钟滞留率≥15％，表明其清除不充分，肝脏储备功能有限，不宜行大部肝切除术。在肝细胞中，ICG 与胆红素结合到相同的载体运输，决定了二者存在竞争性抑制。梗阻性黄疸患者高胆红素血症与肝储备功能无关，因此这类患者应用吲哚青绿滞留试验没有意义。建议应用 99-m TC－GSA 的核素扫描，它能够定量测试肝功能 [19]。99-m TC－GSA（携带人血清白蛋白半乳糖的二乙烯三胺－五乙酸）的核素扫描是一种动态的技术，可提供肝细胞质膜上特定受体密度的信息，这种密度的分布能够直接反映肝实质的功能。肝细胞代偿性肥大机制的激活，使肝脏可以耐受相当大的体积减少，但可能出现肝切除后肝体积不足（剩余肝体积小），术后存在发生肝功能衰竭的风险，对术后病程的恢复有负面影响。可能发生以下两种情况：（1）功能正常的剩余肝脏的体积不足以提供足够的肝储备；（2）如果预先存在的肝细胞受损（如肝门部胆管癌、梗阻性黄疸、肝脂肪变性、肝纤维化、肝硬化），即使保有足够量的肝体积，仍可导致肝储备功能减少。术前行 CT 扫描测量肝体积的技术已被应用 [26]。肝切除和肝移植时行术前 CT 扫描结果发现，肝实际体积和 CT 计算量存在密切的相关性，CT 扫描可以精确评估每一个肝段的体积 [27-29]。为确保术后肝功能正常，术前功能正常的肝脏行肝切除后，剩余肝的最小量至少为术前体积的 25%~30%。在合并慢性肝病或术前化疗的患者，剩余肝的最小体积必须保留在 40% 以上 [28，30-31]。术前通过 PVE 的方法可使拟保留的肝代偿性增生，肝脏体积的测算可以评估 PVE 的效果。

　　由于合并肝硬化严重影响术后肝再生，肝硬化患者行肝切除的指征仍存在争议。脂肪肝也需特别注意，糖尿病、肥胖及以前化疗过的患者都可能患有脂肪肝。胰岛素是肝再生促进因子，糖尿病和肥胖患者存在胰岛素抵抗，术后有发生肝衰竭的风险，与患者脂肪变性的程度存在相关性[32]。合并脂肪肝的患者适于用 PVE 来改善肝储备功能[33]。单独应用某一种检查，无法完全明确患者能否耐受肝切除或肝脏可切除量。参考实验室数据，包括诊断性和定量性检测，并结合外科医生的意见，将有助于确定正确的手术指征[21]。胆道引流和门静脉栓塞这两项因素，结合高胆红素血症的化验值及术后拟保留肝的特点，在术前评估中被认为具有突出的价值（图 1）。同样，对拟行胆管 - 肝脏切除术的肝门部胆管癌患者术后肝功能的恢复，二者也有重要的意义。

　　血清胆红素正常，在测试吲哚青绿清除率和测量拟保留肝体积后，再考虑是否行 PVE。梗阻性黄疸患者行胆道引流使胆红素降至正常，如果拟保留肝脏体积不足，可实施 PVE。

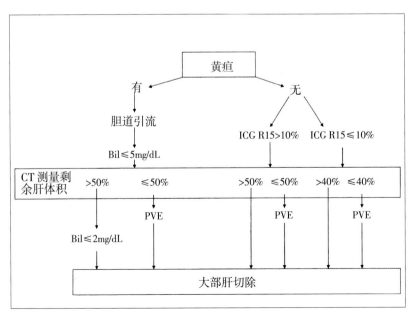

图 1　肝门部胆管癌肝切除术前准备流程图（修改自[3]）

参考文献

1. Fogarty BJ, Parks RW, Rowlands BJ, Diamond T (1995) Renal dysfunction in obstructive jaundice. Br J Surg 82(7):877–884
2. Yokoyama Y, Nagino M, Nimura Y (2007) Mechanism of impaired hepatic regeneration in cholestatic liver. J Hepatobiliary Pancreat Surg 14(2):159–166
3. Seyama Y, Makuuchi M (2007) Current surgical treatment for bile duct cancer. World J. Gastroenterol 13(10):1505–1515
4. Takahashi T, Togo S, Tanaka K et al (2004) Safe and permissible limits of hepatectomy in obstructive jaundice patients. World J Surg 28(5):475–481
5. Nimura Y, Kamiya J, Kondo S et al (1995) Technique of inserting multiple biliary drains and management. Hepatogastroenterology 42(4):323–331
6. Kawasaki S, Imamura H, Kobayashi A et al (2003) Results of surgical resection for patients with hilar bile duct cancer: application of extended hepatectomy after biliary drainage and hemihepatic portal vein embolization. Ann Surg 238(1):84–92
7. Kamiya S, Nagino M, Kanazawa H et al (2004) The value of bile replacement during external biliary drainage: an analysis of intestinal permeability, integrity, and microflora. Ann Surg 239(4):510–517
8. Bismuth H, Nakache R, Diamond T (1992) Management strategies in resection for hilar cholangiocarcinoma. Ann Surg 215(1):31–38
9. Vauthey JN, Blumgart LH (1994) Recent advances in the management of cholangiocarcinomas. Semin Liver Dis 14(2):109–114
10. Nakeeb A, Pitt HA, Sohn TA et al (1996) Cholangiocarcinoma. A spectrum of intrahepatic, perihilar, and distal tumours. Ann Surg 224(4):463–473; discussion 473–475
11. Cherqui D, Benoist S, Malassagne B et al (2000) Major liver resection for carcinoma in jaundiced patients without preoperative biliary drainage. Arch Surg 135(3):302–308
12. Makuuchi M, Thai BL, Takayasu K et al (1990) Preoperative portal embolization to increase safety of major hepatectomy for hilar bile duct carcinoma: a preliminary report. Surgery 107(5):521–527
13. Nagino M, Nimura Y, Hayakawa N et al (1993) Logistic regression and discriminant analyses of hepatic failure after liver resection for carcinoma of the biliary tract. World J Surg 17(2):250–255
14. Lai EC, Mok FP, Fan ST et al (1994) Preoperative endoscopic drainage for malignant obstructive jaundice. Br J Surg 81(8):1195–1198
15. Liu CL, Lo CM, Lai EC, Fan ST (1998) Endoscopic retrograde cholangiopancreatography and endoscopic endoprosthesis insertion in patients with Klatskin tumours. Arch Surg 133(3):293–296
16. Chapman WC, Sharp KW, Weaver F, Sawyers JL (1989) Tumour seeding from percutaneous biliary catheters. Ann Surg 209(6):708–713; discussion 713–715
17. Nimura Y, Hayakawa N, Kamiya J et al (1990) Hepatic segmentectomy with caudate lobe resection for bile duct carcinoma of the hepatic hilus. World J Surg 14(4):535–543; discussion 544
18. Miyagawa S, Makuuchi M, Kawasaki S (1995) Outcome of extended right hepatectomy after biliary drainage in hilar bile duct cancer. Arch Surg 130(7):759–763
19. Imamura H, Sano K, Sugawara Y et al (2005) Assessment of hepatic reserve for indication of hepatic resection: decision tree incorporating indocyanine green test. J Hepatobiliary Pancreat Surg 12(1):16–22
20. Giannini EG, Testa R, Savarino V (2005) Liver enzyme alteration: a guide for clinicians. CMAJ. Feb 1;172(3):367–379
21. Mullin EJ, Metcalfe MS, Maddern GJ (2005) How much liver resection is too much? Am J

Surg 190(1):87–97

22. Stockmann M, Schwabauer E, Videv N et al (2006) The new intravenous LiMax test (maximal enzymatic liver function capacity based on 13-c-methacetin kinetics) for mentoring of liver function after liver transplantation.Am J Transplant 6(Suppl 2):725

23. Nonami T, Nakao A, Kurokawa T et al (1999) Blood loss and ICG clearance as best prognostic markers of post-hepatectomy liver failure. Hepatogastroenterology 46(27):1669–1672

24. Hemming AW, Scudamore CH, Shackleton CR et al (1992) Indocyanine green clearance as a predictor of successful hepatic resection in cirrhotic patients. Am J Surg 163(5):515–518

25. Okochi O, Kaneko T, Sugimoto H et al (2002) ICG pulse spectrophotometry for perioperative liver function in hepatectomy. J Surg Res 103(1):109–113

26. Vauthey JN, Abdalla EK, Doherty DA et al (2002) Body surface area and body weight predict total liver volume in Western adults. Liver Transpl 8(3):233–240

27. Heymsfield SB, Fulenwider T, Nordlinger B et al (1979) Accurate measurement of liver, kidney, and spleen volume and mass by computerized axial tomography. Ann Intern Med 90(2):185–187

28. Kubota K, Makuuchi M, Kusaka K et al (1997) Measurement of liver volume and hepatic functional reserve as a guide to decision-making in resectional surgery for hepatic tumours. Hepatology 26(5):1176–1181

29. Madoff DC, Abdalla EK, Vauthey JN (2005) Portal vein embolization in preparation for major hepatic resection: evolution of a new standard of care. J Vasc Interv Radiol 16(6):779–790

30. Abdalla EK, Hicks ME, Vauthey JN (2001) Portal vein embolization: rationale, technique and future prospects. Br J Surg 88(2):165–175

31. de Baere T, Roche A, Elias D et al (1996) Preoperative portal vein embolization for extension of hepatectomy indications. Hepatology 24(6):1386–1391

32. Behrns KE, Tsiotos GG, DeSouza NF et al (1998) Hepatic steatosis as a potential risk factor for major hepatic resection. J Gastrointest Surg 2(3):292–298

33. Bennett JJ, Blumgart LH (2005) Assessment of hepatic reserve prior to hepatic resection. J Hepatobiliary Pancreat Surg 12(1):10–15

术前胆道引流

　　如前面"术前肝功能的评估"中所述，黄疸导致的继发于胆汁淤积的一系列病理生理变化，是影响肝门胆管癌并发症发生率的重要因素。黄疸可以增加手术并发症发生率和死亡率，与肿瘤的复杂性和手术风险性密切相关，使人们相信术前进行引流减黄，可能会减少大手术的风险（如胰十二指肠切除术或肝切除）。

　　事实上，第一批回顾性 [1-3] 和随机性研究 [4] 结果表明，经皮穿刺引流及经内镜放置支架减黄 [5] 可减少患者的死亡率，而且引流后一些黄疸患者的并发症发生率也降低了。但是，随机对照研究 [6-8] 及新近的研究 [9-11] 结果表明，患者行胆道引流不仅没有明显的优点，甚至会增加死亡率 [12]。然而需要强调的是，所有这些研究中的病例行肝切除的很少，多数是因胰腺或壶腹周围肿瘤实施胰十二指肠切除术者。

　　最近多个大样本的前瞻性研究 [12-16] 对比引流或不引流的病例，发现有不同的结果：并发症发生率和死亡率无显著性差异 [15]；术前引流者切口感染发生率与手术死亡率无显著性增加 [15]；切口感染发生率显著增加而死亡率无变化 [13, 14, 16]；并发症（特别是感染和脓肿）显著增加，死亡率增加 4 倍 [12]。即使是最近发表的关于术前胆道引流的价值的荟萃（Meta）分析也表明经皮经肝胆管引流术（PTCD）对恶性黄疸患者无明确的好处，不应常规实施 [17]。考虑到并发症发生率和患者死亡率，PTCD 可能的优势似乎不足以抵消操作给患者病情带来的弊端。Meta 分析结论是，必须要有进一步的随机对照研究和应用更好的引流方法。另外，拟行大部肝切除合并黄疸的肝门部胆管癌患者，与拟行胰十二指肠切除术黄疸的患者是两个不同的问题。因此，需要进行专一性的随机研究。

在 Meta 分析中，随机研究的肝门部胆管癌病例数为 34/ 312 例
（11%），非随机为 113/ 372 例（30%）[17]。仅 1 个随机研究
[10] 和两个非随机研究 [18-19] 对 PTCD 在近端胆管癌患者中的
学用进行了探讨。3 项研究都表明 PTCD 并没有优势。但 Meta 分析
的学者强调，这 3 项研究的数据不足，无法得出正确的结论 [17]。
Figueras 报道 [19] 11 例行胆道引流的患者并发症的发生率为
100%，9 例未行胆道引流为 66%（p= 0.8），前者术后住院时间较
后者延长（25 天对 13 天，p=0.009）。

术前胆管引流：赞同的理由

根据研究结果得出的假设，改变了术前胆道引流的应用趋势，
使应用的数量从根本上减少了 [12]，或至少是限制应用在以下的
明确适应证内 [13-17，20-21]。

- 解决胆管炎的需要；
- 等待手术时为了避免黄疸加重的需要；
- 纠正严重的营养不良；
- 改善因黄疸导致的肝、肾功能不全；
- 计划采用新辅助治疗；
- PVE 术后促进拟保留肝脏的代偿性肥大。

文献报道的术前胆道引流中位时间是 2 周，其中随机研究中为
12~26 天，非随机研究中为 10~32 天 [17]，引流结束时胆红素值
平均减少至引流前的 1/4。胆红素不下降或下降缓慢，提示引流不
通畅或存在肝功能损害。对拟行胰十二指肠切除术的患者，上述的
时机和胆红素的值是合适的。然而，对拟实施肝叶切除术的患者，
胆红素必须降到 34.2mmol/L 以下，肝功能也要同时恢复，按照先前
的结果需要 4~6 周。

许多研究表明，梗阻性黄疸患者肝切除后易发生大出血、因胆
漏导致的膈下脓肿、脓毒血症和肝功能不全，造成并发症发生率和
死亡率很高 [22-25]。因而，为增加肿瘤切除的可能性和大部肝切

除术实施的可行性，许多学者（主要在亚洲）将术前 PTCD 作为常规措施 [26-29]。依据日本提出的适应证，Belghiti [30] 甚至观察到术前行 PTBD 可提高切除率。事实上，他的研究可分为两个阶段，第一阶段（1992—1995 年），39%（31 例）患者实施 PTBD，切除率为 32%（10/31 例），10 例切除患者中只有 2 例（20%）行血管切除 / 重建；而在第二阶段（1995—2001 年），37 例肝门部胆管癌患者中的 70% 行 PTBD，而切除率为 59%（22 例），22 例切除患者中血管切除 / 重建者 8 例（36%）。这位法国学者的研究表明，通过 PTBD 的广泛应用及技术经验的改进，PTBD 术后发生脓毒血症的几率可减小（第一阶段为 60%，第二阶段为 20%）。

术前胆管引流：反对的理由

有学者认为，不加选择地进行术前胆道引流不仅对肝功能恢复的作用有限，还会导致不可否认的副作用。

- 胆道引流后，高胆红素血症可恢复正常的患者仅占 2/3 [5，31]，黄疸完全消失需 4~8 周 [32]。Watanapa [33] 在术前术后的肝功能研究中发现，双侧肝叶胆管减压引流 6 周后肝脏可恢复正常功能。另有研究显示，胆道减压至少 6 周后，因黄疸导致的线粒体功能受损才能恢复 [34]，恢复正常胆汁引流 8 周后，肝脏病理损伤可完全恢复正常 [35]。
- 内镜逆行胆管引流尤其是经皮肝穿刺胆管引流，可引起胆道、腹腔和腹壁的感染，增加手术死亡率 [11-12，18，36]。
- 内支架的放置或胆管引流导致胆管周围及肝十二指肠韧带纤维化，增加了手术清扫的难度。此外，胆道减压后胆管直径缩小会使胆肠吻合的困难增加。
- 引起肿瘤沿穿刺引流的针道种植转移 [19，29，37-39]。

相反，Cherqui [25] 设计了一个可以术前分期和尽早实施手术的无创检查方案，确信术前引流无明显价值。从 261 例数据库中，选择两组年龄、肿瘤大小、切除类型及血管闭塞情况相似的患者进行比较，其中 20 例梗阻性黄疸患者和 27 例无黄疸患者进行了大部分肝切除术。在梗阻性黄疸组中，有 85% 的患者输血，而无黄疸组为 48%；梗阻性黄疸组与非黄疸组并发症的发生率分别为 50% 和 15%（$p=0.006$），且主要的并发症为膈下脓肿（$p=0.02$）和胆漏（$p=0.04$）仅见于黄疸组。两组的死亡率（5% 对 0%）、肝功能不全发生率（5% 对 0%）及术后肝功能变化相似。最后得出结论：（1）梗阻性黄疸患者不行术前预防性胆道引流也可以安全实施大部分肝切除术，但其并发症和输血的增加率与实施 PTBD 患者相似；（2）没有证据支持术前的 PTBD 可以减少这些并发症。

大鼠实验研究［40］表明，胆汁淤积的肝脏易发生并发症。原因与缺血再灌注机制有关，可能是机体抗氧化活性减少和炎症反应增加；另一方面，胆道减压后机体这些改变可改善。此研究结果支持胆汁淤积肝脏肝切除时，实施 Pringle 法会增加炎症发生的风险。

内镜或经皮引流

内镜途径是目前处理中段和远端胆道梗阻的常规措施［41-42］，成功率可达 90%~95%；在处理胆道近端梗阻时，虽然有报道说内镜下途径的成功率（81%~87%）较 PTBD（57%~83%）高，但总的来说前者成功率较后者低［43］。考虑到经肝穿刺胆道引流的高风险及操作后将延长患者住院时间，Bismuth-Corlette I 型或部分 II 型可在内镜下胆道引流，每两周更换引流管以防止堵塞［45］。PTBD 是 Bismuth-Corlette III 型或 IV 型患者替代治疗的选择，而这些的病例经内镜下胆道引流成功率只有 15%［42，44，46］。也有报道说，这组患者内镜下胆道放置塑胶支架的成功率为 100%［47］。将来高质量的 MRCP 成像和更好的内镜支架，会增加应用内镜进行引流，甚至近端胆道梗阻也可实施［30］。

经皮穿刺引流术

经皮经肝穿刺引流可以在透视下［26，48-49］或超声引导下操作［50-51］，行肝外或肝内胆管的单侧或双侧以及多个胆管引流。有经验者首次操作的成功率较高：在 Nagoya 组报道的 501 例中成功率为 99.2%，通过进一步的筛选，成功率可达 100%。术后并发症的发生率为 9.2%，死亡率为 0 [49]。Takada [51] 报道，603 例 X 线透视下 PTBD 手术并发症的发生率为 6%；409 例超声引导下 PTBD 手术并发症的发生率为 0.7%。为防止发生胆管炎，胆道汇合部梗阻时不必进行胆管造影，然而根据 Makuuchi 等经验，必要时可仅在放置胆管引流时或在手术前夜进行造影 [20]。

单侧与双侧 PTBD

早期是对拟保留的肝叶实施单侧 PTBD [26，29，30，32]，但如果术前还没有确定哪侧的肝叶要切除，Nimura 建议可行左肝管穿刺引流 [26]。如因肿瘤侵犯造成肝内胆管分离（如 Bismuth-Corlette Ⅱ，Ⅲ 和 Ⅳ 型），PTBD 的适应证应按照规范进行相应的变化。如果没有对比剂进入对侧胆管系统，单侧胆道引流已足够了 [43]，而其他学者 [30] 认为，只有单侧 PTBD 引流后胆管炎无明显缓解时才需要行双侧引流。依据 Nimura 小组的经验，双侧引流可通过先放置一个经皮穿刺的导管 [26]，效果不好时再置入第二个 PTBD 引流管；二级胆管汇合部受侵犯的晚期患者，需置入多个引流管 [52]。相反，Watanapa 的研究 [53] 对比全肝和单侧胆道引流术，二者胆管减压 6 周后肝功能改善无显著性差异，唯一的区别是单侧胆道引流不能防止未引流肝叶发生胆管炎。选择多支胆管引流是由于存在肝内小的肝叶的胆管炎 [26]，这是判断肝门部胆管癌行大部肝切除预后的主要因素 [49，53]。相反，Kawasaki [52] 认为，由于直接胆道造影的方法限制，不能精确评估肝内肿瘤扩散情况；而且，感染几率的增加也增加了需引流的数量，所以即使患者准备行 PVE，其也建议对拟保留的肝叶行单侧胆道引流。同样的观点由 Makuuchi 组最近的报告证实，对比全肝胆管引流和联合 PVE 选择性的引流拟保留肝叶，他们认为后者不会增加胆管炎的发生率 [20-21]，并可促进拟保留的肝脏代偿肥大以保证肝脏具备良好的功能。

内引流与外引流

另一个悬而未决的问题是内引流与外引流的选择。经内镜下实施胆道引流是内引流途径，胆道感染发生率高达 50% 以上 [54]，因此遭到强烈反对。而经皮穿刺引流即可实现内引流也可实现外引流，内引流可以恢复胆汁流入十二指肠，较外引流有很多优点。首先可促进肝再生 [55-56] 及维护小肠黏膜屏障的完整 [57-58]。Nimura 小组的经验是倾向选择外引流，首选外引流可以减压狭窄近端的胆道系统，以减少置入十二指肠的内引流引起上行性感染的风险。虽然其他学者 [59] 应用 PTBD 或跨肿瘤的支架，而他们宁愿把导管头部放入肝总管内，以保留括约肌功能。Nagoya 组 [26] 和 Makuuchi [20-21] 提倡有外引流患者，在肝切除术前和术后外引流可通过鼻胃管或空肠造口将胆汁回输，这对促进肝再生及维护小肠屏障功能具有重要意义 [53，56，60-61]。然而还需其他研究评估是否肠道胆汁循环恢复后可防止肠道细菌移位及降低术后脓毒血症的发生率 [58]。

结　论

目前对于拟行大部肝切除术的梗阻性黄疸患者是否需要术前胆道引流，东西方有两种不同的观点。亚洲派认为 [9，25，62-63]，术前胆道引流虽有理论上的优势，但由于引发并发症的比例高，并且肿瘤有沿引流道转移的可能影响切除的根治性等原因，被认为是无用的。因此，肝切除术前胆道引流不必常规实施，仅适用于合并低蛋白血症、胆管炎或长期黄疸的营养不良患者。一些欧洲研究小组 [30] 也遵循亚洲的观点 [20-21，26]，有限地采用单支或多支 PTBD。这些分歧揭示，双方对这种疾病手术理念不同：欧美略显保守，而亚洲稍显激进。支持这一看法是基于对多个系列研究的结果，包括对患者的评估、肿瘤根治性切除率、肝胆管切除联合血管切除/重建、肝三叶切除的比例，以及为促进术后拟保留肝段代偿肥大而行 PVE 患者的比例。Makuuchi [21] 建议处理胆管癌患者应遵循下列准则：

– 拟行肝胆切除的患者，胆道引流是需要的。
– 要做胆道造影，必须在手术前夜行胆道引流。

- 拟保留肝脏的选择性的 PTBD 外引流是治疗的一种选择。
- 引流的胆汁需经口重新输入肠道。
- 常规进行胆汁细菌培养及抗生素药物敏感实验。
- 在 Bismuth–Corlette Ⅱ、Ⅲ、Ⅳ型，一定不能采用内镜途径行胆道引流。
- 无论什么时候在内镜下放置的支架，每隔 15 天需更换。
- 只有当肝功能恢复后，才能实施肝切除。

参考文献

1. Denning DA, Ellison EC, Carey LC (1981) Preoperative percutaneous transhepatic biliary decompression lowers operative morbidity in patients with obstructive jaundice. Am J Surg 141(1):61–65
2. Norlander A, Kalin B, Sundblad R (1982) Effect of percutaneous transhepatic drainage upon liver function and postoperative mortality. Surg Gynecol Obstet 155(2):161–166
3. Gundry SR, Strodel WE, Knol JA et al (1984) Efficacy of preoperative biliary tract decompression in patients with obstructive jaundice. Arch Surg 119(6):703–708
4. Smith RC, Pooley M, George CR, Faithful GR (1985) Preoperative percutaneous transhepatic internal drainage in obstructive jaundice: a randomized, controlled trial examining renal function. Surgery 97(6):641–648
5. Neff R, Fantochen E, Cooperman AM et al (1987) The radiologic management of malignant biliary obstruction. Clin Radiol 34:143–146
6. Hatfield AR, Tobias R, Terblanche J et al (1982) Preoperative external biliary drainage in obstructive jaundice. A prospective controlled clinical trial. Lancet 2(8304):896–899
7. McPherson GA, Benjamin IS, Hodgson HJ (1984) Pre-operative percutaneous transhepatic biliary drainage: the results of a controlled trial. Br J Surg 71(5):371–375
8. Pitt HA, Gomes AS, Lois JF et al (1985) Does preoperative percutaneous biliary drainage reduce operative risk or increase hospital cost? Ann Surg 201(5):545–553
9. Nakeeb A, Pitt HA (1995) The role of preoperative biliary decompression in obstructive jaundice. Hepatogastroenterology 42(4):332–337
10. Lai EC, Mok FP, Fan ST et al (1994) Preoperative endoscopic drainage for malignant obstructive jaundice. Br J Surg 81(8):1195–1198
11. Heslin MJ, Brooks AD, Hochwald SN et al (1998) A preoperative biliary stent is associated with increased complications after pancreaticoduodenectomy. Arch Surg 133(2):149–154
12. Povoski SP, Karpeh MS Jr, Conlon KC et al (1999) Association of preoperative biliary drainage with postoperative outcome following pancreaticoduodenectomy. Ann Surg 230(2):131–142
13. Sohn TA, Yeo CJ, Cameron J et al (2000) Do preoperative biliary stents increase postpancreaticoduodenectomy complications? J Gastrointest Surg 4(3):258–267; discussion 267–268
14. Pisters PW, Hudec WA, Hess KR et al (2001) Effect of preoperative biliary decompression on pancreaticoduodenectomy-associated morbidity in 300 consecutive patients. Ann Surg 234(1):47–55
15. Martignoni ME, Wagner M, Krahenbuhl L et al (2001) Effect of preoperative biliary drainage on surgical outcome after pancreatoduodenectomy. Am J Surg 181(1):52–59; discussion 87
16. Srivastava S, Sikora SS, Kumar A et al (2001) Outcome following pancreaticoduodenecto-

my in patients undergoing preoperative biliary drainage. Dig Surg 18(5):381–387

17. Sewnath ME, Karsten TM, Prins MH et al (2002) A meta-analysis on the efficacy of preoperative biliary drainage for tumours causing obstructive jaundice. Ann Surg 236(1):17–27

18. Hochwald SN, Burke EC, Jarnagin W al (1999) Association of preoperative biliary stenting with increased postoperative infectious complications in proximal cholangiocarcinoma. Arch Surg 134(3):261–266

19. Figueras J, Llado L, Valls C et al (2000) Changing strategies in diagnosis and management of hilar cholangiocarcinoma. Liver Transpl 6(6):786–794

20. Ishizawa T, Hasegawa K, Sano K et al (2007) Selective vs. total biliary drainage for obstructive jaundice caused by a hepatobiliary malignancy. Am J Surg 193(2):149–154

21. Seyama Y, Makuuchi M (2007) Current surgical treatment for bile duct cancer. World J Gastroenterol 13(10):1505–1515

22. Su CH, P'eng FK, Lui WY (1992) Factors affecting morbidity and mortality in biliary tract surgery. World J Surg 16(3):536–540

23. Clements WD, Diamond T, McCrory DC, Rowlands BJ (1993) Biliary drainage in obstructive jaundice: experimental and clinical aspects. Br J Surg 80(7):834–842

24. Su CH, Tsay SH, Wu CC et al (1996) Factors influencing postoperative morbidity, mortality, and survival after resection for hilar cholangiocarcinoma. Ann Surg 223(4):384–394

25. Cherqui D, Benoist S, Malassagne B et al (2000) Major liver resection for carcinoma in jaundiced patients without preoperative biliary drainage. Arch Surg 135(3):302–308

26. Nagino M, Nimura Y (2006) Perihilar cholangiocarcinoma with emphasis on presurgical management. In: Blumgart LH (ed) Surgery of the liver, biliary tract, and pancreas. 4th edn. Saunders Elsevier, Philadelphia, pp 804–814

27. Miyagawa S, Makuuchi M, Kawasaki S (1995) Outcome of extended right hepatectomy after biliary drainage in hilar bile duct cancer. Arch Surg 130(7):759–763

28. Ebata T, Nagino M, Kamiya J (2003) Hepatectomy with portal vein resection for hilar cholangiocarcinoma: audit of 52 consecutive cases. Ann Surg 238(5):720–727

29. Seyama Y, Kubota K, Sano K et al (2003) Long-term outcome of extended hemihepatectomy for hilar bile duct cancer with no mortality and high survival rate. Ann Surg 238(1):73–83

30. Belghiti J, Ogata S (2005) Preoperative optimization of the liver for resection in patients with hilar cholangiocarcinoma. HPB Surg 7:252–253

31. Pellegrini CA, Thomas MJ, Way LW (1982) Bilirubin and alkaline phosphatase values before and after surgery for biliary obstruction. Am J Surg 143(1):67–73

32. Howard JH, Jordan GL, Reber HA(1987) Surgical disease of the pancreas. Lea&Febriger, Philadelphia

33. Watanapa P (1996) Recovery patterns of liver function after complete and partial surgical biliary decompression. Am J Surg 171(2):230–234

34. Koyama K, Takagi Y, Ito K, Sato T (1981) Experimental and clinical studies on the effect of biliary drainage in obstructive jaundice. Am J Surg 142(2):293–299

35. Aronson DC, Chamuleau RA, Frederiks WM (1993) Reversibility of cholestatic changes following experimental common bile duct obstruction: fact or fantasy? J Hepatol 18(1):85–95

36. Temudom T, Sarr MG, Douglas MG, Farnell MB (1995) An argument against routine percutaneous biopsy, ERCP, or biliary stent placement in patients with clinically resectable periampullary masses: a surgical perspective. Pancreas 11(3):283–288

37. Jarnagin WR, Burke E, Powers C et al (1998) Intrahepatic biliary enteric bypass provides effective palliation in selected patients with malignant obstruction at the hepatic duct confluence. Am J Surg 175(6):453–460

38. Soyer P, Pelage JP, Dufresne AC et al (1998) CT of abdominal wall implantation metastases after abdominal percutaneous procedures. J Comput Assist Tomogr 22(6):889–893

39. Sakata J, Shirai Y, Wakai T et al (2005) Catheter tract implantation metastases associated with percutaneous biliary drainage for extrahepatic cholangiocarcinoma. World J Gastroenterol 11(44):7024–7027

40. Kloek JJ, Marsman HA, van Vliet AK et al (2007) Biliary drainage attenuates post-ischemic reperfusion injury in the cholestatic rat liver. J Hepatobiliary Pancreat Surg 9(Suppl 2):11, abs 34

41. Sherman S (2001) Current status of endoscopic pancreaticobiliary interventions. J Vasc Interv Radiol 12:120–155

42. England RE, Martin DF (1996) Endoscopic and percutaneous intervention in malignant obstructive jaundice. Cardiovasc Intervent Radiol 19(6):381–387

43. Hatzidakis A, Adam A (2003) The interventional radiological management of cholangiocarcinoma. Clin Radiol 58(2):91–96

44. Nelsen KM, Kastan DJ, Shetty PC et al (1996) Utilization pattern and efficacy of nonsurgical techniques to establish drainage for high biliary obstruction. J Vasc Interv Radiol 7(5):751–756

45. Jagannath P, Dhir V, Shrikhande S et al (2005) Effect of preoperative biliary stenting on immediate outcome after pancreaticoduodenectomy. Br J Surg 92(3):356–361

46. Cowling MG, Adam A (2001) Internal stenting in malignant biliary obstruction. World J Surg 25:355–361

47. Gerhards MF, den Hartog D, Rauws EA et al (2001) Palliative treatment in patients with unresectable hilar cholangiocarcinoma: results of endoscopic drainage in patients with type III and IV hilar cholangiocarcinoma. Eur J Surg 167(4):274–280

48. Takada T, Hanyu F, Kobayashi S, Uchida Y (1976) Percutaneous transhepatic cholangial drainage: direct approach under fluoroscopic control. J Surg Oncol 8(1):83–97

49. Kanai M, Nimura Y, Kamiya J et al (1996) Preoperative intrahepatic segmental cholangitis in patients with advanced carcinoma involving the hepatic hilus. Surgery 119(5):498–504

50. Singhal D, van Gulik TM, Gouma DJ (2005) Palliative management of hilar cholangiocarcinoma. Surg Oncol 14(2):59–74

51. Takada T, Yasuda H, Hanyu F (1995) Technique and management of percutaneous transhepatic cholangial drainage for treating an obstructive jaundice. Hepatogastroenterology 42(4):317–322

52. Kawasaki S, Imamura H, Kobayashi A (2003) Results of surgical resection for patients with hilar bile duct cancer: application of extended hepatectomy after biliary drainage and hemihepatic portal vein embolization. Ann Surg 238(1):84–92

53. Nimura Y, Kamiya J, Kondo S (2000) Aggressive preoperative management and extended surgery for hilar cholangiocarcinoma: Nagoya experience. J Hepatobiliary Pancreat Surg 7(2):155–162

54. Rerknimitr R, Attasaranya S, Kladchareon N et al (2002) Feasibility and complications of endoscopic biliary drainage in patients with malignant biliary obstruction at King Chulalongkorn Memorial Hospital. J Med Assoc Thai 85(Suppl 1):S48-S53

55. Saiki S, Chijiiwa K, Komura M et al (1999) Preoperative internal biliary drainage is superior to external biliary drainage in liver regeneration and function after hepatectomy in obstructive jaundiced rats. Ann Surg 230(5):655–662

56. Suzuki H, Iyomasa S, Nimura Y, Yoshida S (1994) Internal biliary drainage, unlike external drainage, does not suppress the regeneration of cholestatic rat liver after partial hepatectomy. Hepatology 20(5):1318–1322

57. Ogata Y, Nishi M, Nakayama H et al (2003) Role of bile in intestinal barrier function and its inhibitory effect on bacterial translocation in obstructive jaundice in rats. J Surg Res 115(1):18–23

58. Kamiya S, Nagino M, Kanazawa H et al (2004) The value of bile replacement during external biliary drainage: an analysis of intestinal permeability, integrity, and microflora. Ann Surg 239(4):510–517

59. Brown KT (2006) Interventional radiologic techniques in hilar and intrahepatic biliary tumours. In: Blumgart LH (ed) Surgery of the liver, biliary tract, and pancreas. 4 edn. Saunders Elsevier, Philadelphia, pp 814–822

60. Iyomasa S, Terasaki M, Kuriki H et al (1992) Decrease in regeneration capacity of rat liver

after external biliary drainage. Eur Surg Res 24(5):265–272

61. Takeuchi E, Nimura Y, Nagino M et al (1997) Human hepatocyte growth factor in bile: an indicator of posthepatectomy liver function in patients with biliary tract carcinoma. Hepatology 26(5):1092–1099

62. Bismuth H, Nakache R, Diamond T (1992) Management strategies in resection for hilar cholangiocarcinoma. Ann Surg 215(1):31–38

63. Parc Y, Frileux P, Vaillant JC et al (1999) Postoperative peritonitis originating from the duodenum: operative management by intubation and continuous intraluminal irrigation. Br J Surg 86(9):1207–1212

术前门静脉栓塞

肝门部胆管癌的手术治疗，由于需要行联合胆道切除的扩大肝切除术，可导致肝功能大部分丧失，因此术后面临肝功能衰竭的风险 [1-2]。Makuuchi [3] 因把门静脉分支术栓塞（PVE）引入到治疗肝门部胆管癌的患者，获得了盛誉，通过术前 PVE 可刺激拟保留的肝脏代偿性增生，并可防止肝切除术后门静脉压力突然升高。PVE 后门静脉血流的改变可改善术后拟保留肝的储备功能，扩大了手术适应证，即使患者肝功能处于正常的临界状态时也可采取手术治疗。

PVE 的病理生理学

尽管肝脏承担着机体繁重的生理功能，但通常只有很小部分的肝细胞（0.0012%~0.01%）在进行有丝分裂 [4]。只有在毒物侵害或肝切除时，肝脏才表现出活跃的增殖状态。当肝切除后肝细胞发生明显的增殖，2 周内即可恢复功能体积的 2/3。介导和调节增殖过程的机制是体液及血流动力学的变化，PVE 后与肝切除术后表现相似，不同的是肝切除术后这些过程启动得更为迅速（图 1） [5-6]。

栓塞后剖腹探查可见栓塞的肝叶体积小于正常，组织更为柔软，肝十二指肠韧带或胆囊无炎症表现 [3]。PVE 术后 2 周内肝再生体积速度 12~21cm³/ 天，4 周时 11cm³/ 天，32 天时 6cm³/ 天 [7]。肝再生的能力与刺激强度成正比，这说明了为什么 PVE 术后细胞增殖没有肝切除后迅速的原因。梗阻性黄疸、糖尿病、酗酒、营养状况、男性患者、老年及合并感染等因素抑制肝再生。患有糖尿病或肝硬化时，术后 2 周内肝再生率是 9cm³/ 天 [8]。

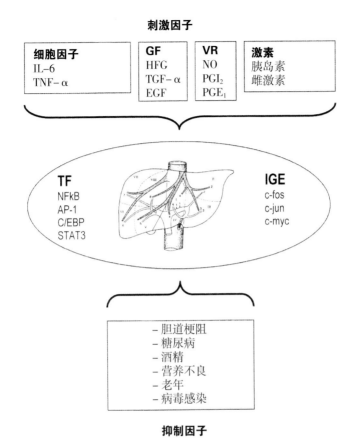

刺激因子

细胞因子	GF	VR	激素
IL-6	HFG	NO	胰岛素
TNF-α	TGF-α	PGI₂	雌激素
	EGF	PGE₁	

TF
NFkB
AP-1
C/EBP
STAT3

IGE
c-fos
c-jun
c-myc

- 胆道梗阻
- 糖尿病
- 酒精
- 营养不良
- 老年
- 病毒感染

抑制因子

图 1　PVE 术后肝再生的机制，调控细胞增殖的刺激因子和抑制因子。IL-6. 白细胞介素 -6；TNF-α. 肿瘤坏死因子 -α；GF. 生长因子；HFG. 肝细胞生长因子；TGF-α. 转化生长因子 -α；EGF. 表皮生长因子；VR. 血管调节因子；NO. 一氧化氮；PGI₂. 前列腺素 I₂；PGE₁. 前列腺素 E₁；TF. 转录因子；NFkB. 核因子 -κB；AP-1. 激活物蛋白 -1；C/EBP β. CCAAT 增强子结合蛋白 β；STAT3. 信号转导和转录活化因子 3；IGE. 早期即刻基因（c-fos；c-jun；c-myc）（修改自 [6]）

　　未栓塞肝叶的门静脉血流量显著增加，直至术后 11 天降至基础值。一个值得关注的现象是，门静脉血流量与肝实质增生肥大之间存在相关性 [9-10]。

适应证

PVE 的适应证是需要行扩大肝切除的肝肿瘤病例。正常肝脏肝切除时保留肝脏最少必须有 25%~30% 体积量已达成共识 [2,11-13]。在病人的肝功能受到损害或较难按术前计划实施，如胆管癌行肝切除时，应保留较多残肝体积，以降低术后的风险。合并胆汁淤积、慢性肝病（脂肪肝、肝硬化）或既往行全身化疗的患者，拟保留的剩余肝体积至少达 40%[14-15]。PVE 后未栓塞肝叶没有出现代偿肥大，表明肝脏再生不佳，患者不宜实施大块的肝切除 [16-17]。

黄疸与 PVE

大多数肝门部胆管癌病人存在胆汁淤积性肝损伤。在行 PVE 时总胆红素升高，可减弱未栓塞肝叶代偿增生的程度 [18]，但只有高浓度的胆盐可诱导肝细胞凋亡。黄疸抑制肝再生的原因，与血流动力学改变（门静脉血流量与肝实质代偿肥大相关）和体液调节机制有关 [5]。因此，PVE 前必须行拟保留肝叶的胆管引流已得到广泛的认同 [3，19-20]。据 Nagino 的经验，在 193 例合并梗阻性黄疸的胆管肿瘤患者中，先行胆道引流使胆红素血降至 85.5μmmol/L 以下才实施 PVE [21]。

禁忌证

PVE 的禁忌证包括：（1）拟保留侧肝脏的胆管扩张；（2）存在无法纠正的凝血功能障碍；（3）中度以上的门脉高压症；（4）肾功能不全的透析患者。肝门部肿瘤侵犯门静脉，门静脉血流已转向时，无 PEV 适应证。肿瘤扩散至拟保留肝脏或发生肝外转移时，以及有明显的门静脉高压症，这些本身就是手术切除的禁忌证。当存在肝叶萎缩及已明确肿瘤导致门静脉狭窄时，不需再行 PVE。

技术方法

进入门静脉系统采取的方法取决于术者的操作习惯、计划实施肝切除的方式以及栓塞的程度和栓塞材料。无论选择什么路径，目的是要完全闭塞欲切除的肝组织的门静脉分支，这可防止门脉 – 门脉的侧支形成，促进剩余肝脏体积的增加 [22]。根据拟行肝切除的类型调整选择欲栓塞的肝段。如果计划切除右半肝术，应栓塞 V–Ⅷ段；如果为增加手术的根治性和增大拟保留的肝叶代偿增生而需要行扩大右半肝切除时，则要扩大栓塞至Ⅳa 和Ⅳb 段。对肝门部胆管癌患者栓塞范围扩大至Ⅳ段（PVE "三叶"），结果显示可降低肝三叶切除技术上的困难，促进了Ⅱ段和Ⅲ段代偿增生。就百分比而言，行扩大左半肝切除而预防性的栓塞门脉左支及门脉右前分支（据 Nagino 经验，在 240 例因胆管肿瘤而行扩大肝切除的患者中占4 例 [21]）比例更低。该技术需要预防性应用抗生素，虽然可以使用全身麻醉，但 PVE 一般是在联合静脉给予镇静剂的局部麻醉进行。根据超声引导可确定进入门静脉系统最佳路径。在预先消毒的区域通过超声或透视引导进入门静脉系统。采用 Chiba 针进行经肝实质门静脉穿刺，再用 Seldinger 技术在门静脉内置入导管。左侧和右侧选择性血管造影，根据血管不同的投影位置可以明确门静脉的解剖。

PVE 的标准方法是：经对侧肝脏穿刺，经同侧肝脏穿刺及开腹经回结肠静脉穿刺。经对侧肝脏的方法是，穿刺拟保留肝脏进入门静脉 [23]；如计划行右半肝切除术，导管可经门静脉的脐部导入到达门静脉右支。这项技术简单易行，导管可直接插入门静脉右侧分支（图 2）。其缺点是有 12.8% 的并发症：包括栓塞材料误入拟保留的肝叶、门静脉血栓、出血（胆道出血、腹腔出血、肝包膜下血肿）和一过性的肝功能不全 [24]。经对侧肝脏的途径，如未栓塞的拟保留的肝脏产生的严重并发症，可能导致肝切除困难加剧，甚至被迫放弃肝切除 [7, 25]。Nagino [25] 介绍的经同侧肝脏穿刺的做法，是利用专用双腔导管及传统导管 [26] 对欲切除肝叶的门静脉末梢分支进行穿刺置管。其优点是不会损伤拟保留肝脏，拔管时出血的风险较低，但栓塞材料仍有可能误入门静脉系统。经回结肠途径是经回结肠静脉直接插管进入到门静脉分支栓塞[27]。实施指征为当需要分期手术或联合其他外科手术时，需要在全身麻醉下剖腹实施。它的弊端是开腹手术具有风险，并且没有放射设备协助完成操作。借鉴经颈静脉肝内门腔静脉分流的经验，有学者提出经颈静脉途径实施PVE的方法。操作需在超声引导下，经右、中或左肝静脉穿刺至门静脉右支或左支，将导管放置到门静脉分叉可以进行准确的PVE。这个方法仅取得了初步经验，仍需要实践验证[28]。实施PVE有很多栓塞材料可供选择，每种材料各有其特点，有时联合应用线圈。新型栓塞材料的发展致力于确保完全、永久的闭塞血管，以减少PVE后血管再通，促进肝脏迅速和充分的代偿增生。

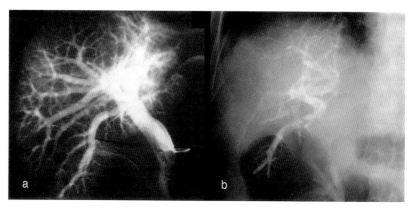

图2　门静脉栓塞。a. 经实质的门静脉成像：血管成像经检查可以明确门静脉解剖；b. PVE后放射影像对比显示门静脉右支内的栓塞材料（纤维蛋白胶）

结　果

　　不考虑疾病、方法、栓塞剂的种类，PVE至切除间隔的时间等因素，不同报道的结果相类似。Abdalla综述了345例PVE的效果，PVE前拟保留肝叶体积占全肝体积的26.6%，PVE后平均体积为39.1%，增加了12.4%。对2%~20%的患者来说，PVE未能刺激肝脏增大至理想状态［9］。失败的重要原因是由于血管变异导致栓塞肝段血管再通，并存在明显的门脉高压症所致的门腔分流［19，29-30］。如前所述，由于糖尿病及慢性肝病可减少肝再生的刺激，这可解释 PVE 对此类患者无效的原因。

PVE 后的病程和手术切除的时机

　　PVE 后通常会发生肝功能指标改变（尤其是 ALT、AST 和胆红素升高）、白细胞增多及发烧。这些改变多是轻微的、一过性的及自限性的。PVE 后组织坏死轻微，因此同动脉栓塞后不同，PVE 不会引起严重的全身症状。PVE 后 14~63 天，可进行肝脏体积测定。当血清胆红素降至正常范围，拟保留侧肝脏增大至预期目标，即为行手术切除时间［31］。由于栓塞后的门静脉存在再通可能，不能继续推迟手术切除的时间。

并发症

　　PVE 的并发症发生率为 6%~15%［32］。包括：（1）穿刺部位的腹腔出血、胆道出血和肝包膜下血肿；（2）门静脉血栓形成；（3）栓塞微粒误入拟保留肝段内；（4）经回结肠途径时发生肠梗阻；（5）需要再次栓塞。0.5% 的患者由于 PVE 的并发症（主要是门静脉血栓形成）导致肝切除计划无法实施。

结　论

　　肝门部胆管癌患者常需联合扩大右半肝切除或少数扩大左半肝切除。在行扩大右半肝切除时，由于多数 Ⅱ、Ⅲ 段的肝实质量多不能代偿，术前应实施 PVE。PVE 的并发症发生率较低，可以使非栓塞肝叶发生明显的代偿肥大。术前使拟保留肝脏体积增加和肝功能改善，扩大了能够实施根治性切除患者的范围，并且使手术切除更为安全。许多实践已证明，术前行 PVE 的扩大肝切除术后，肝衰竭及并发症发生率较低［15，33-36］。PVE 并不能改变患者的长期生存率: 对比 5 年生存率, 术前行 PVE 的肝切除组为 40%, 术前未行 PVE 的切除组为 38% [15]。通过被认为是不合伦理学的随机对照研究表明, 术前 PVE 是对患者有益的。由于对术后不引发严重并发症的剩余最小肝体积的研究数据较少, 目前 PVE 的适应证仍不够确切 [21]。因为, 对扩大肝切除后能够维持肝功能的最小肝实质的体积还不明确, 所以目前 PVE 的适应证可能过宽 [9, 21]。

参考文献

1. Shirabe K, Shimada M, Gion T et al (1999) Postoperative liver failure after major hepatic resection for hepatocellular carcinoma in the modern era with special reference to remnant liver volume. J Am Coll Surg 188(3):304–309
2. Abdalla EK, Barnett CC, Doherty D et al (2002) Extended hepatectomy in patients with hepatobiliary malignancies with and without preoperative portal vein embolization. Arch Surg 137(6):675–680; discussion 680–681
3. Makuuchi M, Thai BL, Takayasu K et al (1990) Preoperative portal embolization to increase safety of major hepatectomy for hilar bile duct carcinoma: a preliminary report. Surgery 107(5):521–527
4. Black DM, Behrns KE (2002) A scientist revisits the atrophy-hypertrophy complex: hepatic apoptosis and regeneration. Surg Oncol Clin N Am 11(4):849–864
5. Yokoyama Y, Nagino M, Nimura Y (2007) Mechanisms of hepatic regeneration following portal vein embolization and partial hepatectomy: a review. World J Surg 31(2):367–374
6. Komori K, Nagino M, Nimura Y (2006) Hepatocyte morphology and kinetics after portal vein embolization. Br J Surg 93(6):745–751
7. Madoff DC, Abdalla EK, Vauthey JN (2005) Portal vein embolization in preparation for major hepatic resection: evolution of a new standard of care. J Vasc Interv Radiol 16(6):779–790
8. Nagino M, Nimura Y, Kamiya J (1995) Changes in hepatic lobe volume in biliary tract cancer patients after right portal vein embolization. Hepatology 21(2):434–439
9. Abdalla EK, Hicks ME, Vauthey JN (2001) Portal vein embolization: rationale, technique and future prospects. Br J Surg 88(2):165–175
10. Goto Y, Nagino M, Nimura Y (1998) Doppler estimation of portal blood flow after percutaneous transhepatic portal vein embolization. Ann Surg 228(2):209–213
11. Hemming AW, Reed AI, Howard RJ et al (2003) Preoperative portal vein embolization for extended hepatectomy. Ann Surg 237(5):686–691; discussion 691–693
12. Yigitler C, Farges O, Kianmanesh R et al (2003) The small remnant liver after major liver resection: how common and how relevant? Liver Transpl 9(9):S18-S25
13. Vauthey JN, Chaoui A, Do KA et al (2000) Standardized measurement of the future liver remnant prior to extended liver resection: methodology and clinical associations. Surgery 127(5):512–519
14. Kubota K, Makuuchi M, Kusaka K et al (1997) Measurement of liver volume and hepatic functional reserve as a guide to decision-making in resectional surgery for hepatic tumours. Hepatology 26(5):1176–1181
15. Azoulay D, Castaing D, Krissat J et al (2000) Percutaneous portal vein embolization increases the feasibility and safety of major liver resection for hepatocellular carcinoma in injured liver. Ann Surg 232(5):665–672
16. Farges O, Belghiti J, Kianmanesh R et al (2003) Portal vein embolization before right hepa-

tectomy: prospective clinical trial. Ann Surg 237(2):208–217

17. Belghiti J (2004) Arguments for a selective approach of preoperative portal vein embolization before major hepatic resection. J Hepatobiliary Pancreat Surg 11(1):21–24
18. Imamura H, Shimada R, Kubota M et al (1999) Preoperative portal vein embolization: an audit of 84 patients. Hepatology 29(4):1099–1105
19. Cherqui D, Benoist S, Malassagne B et al (2000) Major liver resection for carcinoma in jaundiced patients without preoperative biliary drainage. Arch Surg 135(3):302–308
20. Nagino M, Nimura Y, Hayakawa N (1993) Percutaneous transhepatic portal embolization using newly devised catheters: preliminary report. World J Surg 17(4):520–524
21. Nagino M, Kamiya J, Nishio H et al (2006) Two hundred forty consecutive portal vein embolizations before extended hepatectomy for biliary cancer: surgical outcome and long-term follow-up. Ann Surg 243(3):364–372
22. Denys AL, Abehsera M, Sauvanet A et al (1999) Failure of right portal vein ligation to induce left lobe hypertrophy due to intrahepatic portoportal collaterals: successful treatment with portal vein embolization. AJR Am J Roentgenol 173(3):633–635
23. Kinoshita H, Sakai K, Hirohashi K et al (1986) Preoperative portal vein embolization for hepatocellular carcinoma. World J Surg 10(5):803–808
24. Di Stefano DR, de Baere T, Denys A et al (2005) Preoperative percutaneous portal vein embolization: evaluation of adverse events in 188 patients. Radiology 234(2):625–630
25. Nagino M, Nimura Y, Kamiya J et al (1996) Selective percutaneous transhepatic embolization of the portal vein in preparation for extensive liver resection: the ipsilateral approach. Radiology 200(2):559–563
26. Madoff DC, Hicks ME, Abdalla EK et al (2003) Portal vein embolization with polyvinyl alcohol particles and coils in preparation for major liver resection for hepatobiliary malignancy: safety and effectiveness study in 26 patients. Radiology 227(1):251–260
27. Liem MS, Liu CL, Tso WK et al (2005) Portal vein embolisation prior to extended right-sided hepatic resection. Hong Kong Med J 11(5):366–372
28. Perarnau JM, Daradkeh S, Johann M et al (2003) Transjugular preoperative portal embolization (TJPE) a pilot study. Hepatogastroenterology 50(51):610–613
29. Bruix J, Castells A, Bosch J et al (1996) Surgical resection of hepatocellular carcinoma in cirrhotic patients: prognostic value of preoperative portal pressure. Gastroenterology 111(4):1018–1022
30. Tanaka H, Hirohashi K, Kubo S et al (1999) Influence of histological inflammatory activity on regenerative capacity of liver after percutaneous transhepatic portal vein embolization. J Gastroenterol 34(1):100–104
31. Seyama Y, Kubota K, Sano K et al (2003) Long-term outcome of extended hemihepatectomy for hilar bile duct cancer with no mortality and high survival rate. Ann Surg 238(1):73–83
32. Kodama Y, Shimizu T, Endo H et al (2002) Complications of percutaneous transhepatic portal vein embolization. J Vasc Interv Radiol 13(12):1233–1237
33. Lee KC, Kinoshita H, Hirohashi K et al (1993) Extension of surgical indications for hepatocellular carcinoma by portal vein embolization. World J Surg 17(1):109–115
34. Shimamura T, Nakajima Y, Une Y et al (1997) Efficacy and safety of preoperative percutaneous transhepatic portal embolization with absolute ethanol: a clinical study. Surgery 121(2):135–141
35. Wakabayashi H, Yachida S, Maeba T, Maeta H (2000) Indications for portal vein embolization combined with major hepatic resection for advanced-stage hepatocellular carcinomas. A preliminary clinical study. Dig Surg 17(6):587–594
36. Tanaka H, Hirohashi K, Kubo S et al (2000)Preoperative portal vein embolization improves prognosis after right hepatectomy for hepatocellular carcinoma in patients with impaired hepatic function. Br J Surg 87(7):879–882

影响预后的因素

根治性手术是唯一可以确保患者长期生存的治疗选择。迄今，对这种疾病的诸多方面的认识还不是很清楚，譬如发病机制以及决定患者生存的临床及组织病理学因素等。在本部分我们将分析影响患者生存的主要预后因素：大体形态学、局部病变程度、淋巴结侵犯及远处转移，还将分析影响预后的相关组织学特征和分子水平的因素。

大体分型

胆管癌被描述成三种不同的大体形态：硬化型、结节型、乳头型。硬化型约占肝门部胆管癌的70%，表现为胆道壁环形增厚，伴随因严重的纤维变性及结缔组织增生引起的粘连征象。结节型的特点是突入管腔的致密肿块，并且往往伴有浸润。乳头型占整个胆管癌患者的4%~5% [1-2]，其特点是质软而易碎的病变组织占据胆管管腔。在约40%的乳头状肿瘤中，可见从主要病变表浅扩散延伸到周围35mm，这一发现被定义为"浅表扩散的胆管癌" [3]。

70%以上的乳头状肿瘤病例通常处于肿瘤的早期阶段，处于UICC/AJCC 的 TNM 分期的 Ⅱa 期以前，4%的患者发生淋巴结转移 [4]。乳头型肿瘤总的预后较结节型 – 浸润型更好，二者中位生存期分别为55 个月及 33 个月 [4]。即使处于有淋巴结转移的晚期乳头型肿瘤，其预后也优于结节型 – 浸润型，二者 10 年生存率分别为12%和5% [1]。

显微镜下分型

影响肝门部胆管癌预后的主要显微镜下因素有：细胞分化、周围神经浸润、淋巴及微血管侵犯。细胞分化是一个重要的预后因素，与肿瘤分期、根治性切除率和远期预后直接相关。

细胞分化与生存期显著相关：G1～G2 级为 34～41 个月，G3 级为 14～20 个月 [5-6]。

Jarnagin 观察发现 [4]，64％的分化良好的肝门部胆管癌处于肿瘤早期阶段（UICC/AJCC 的 TNM 分期的 Ⅱa 期），只有 25％的中度或低分化型处于肿瘤早期阶段。此外，R0 根治性切除的比例也与细胞分化相关。据 Neuhaus 报道 [7]，对肿瘤高、中、低分化患者实施根治性切除术的切除率分别为 75％、63％和 48％。

60％～80％的患者存在周围神经侵犯，这是一个与肿瘤分期和长期生存密切相关的预后因素。伴有神经侵犯的患者，5 年生存率显著低于无神经侵犯者，二者分别为 32％和 67％ [7-8]。此外，较无神经侵犯者，有侵犯神经的患者往往肿瘤的分期很晚，R0 切除率更低，二者 R0 切除率分别为 58％和 66％ [7-8]。

70％以上的患者可合并淋巴转移，其生存率显著低于无淋巴转移者，5 年生存率分别为 48％和 30％ [7]。淋巴转移与晚期肿瘤患者无法行根治性切除相关，与无淋巴转移的晚期肿瘤患者相比，二者非根治性切除数量之比为 45％比 21％ [7]。

微血管侵犯影响患者长期生存，与无微血管受侵犯者相比，前者 5 年生存率为 16％，后者为 40％ [9]。

分子生物学的预后因素

目前，对肝外胆管癌的分子生物学的预后因素以及与病理学的相关性，尚无前瞻性研究。

发生较多的遗传学改变包括原癌基因和抑癌基因的突变，如 K-ras 基因、p53 蛋白、p27 蛋白、转化生长因子 - β（TGF-β）、肝细胞生长因子（HGF）、MDM2、NMT 以及存在微卫星灶不稳定性（MSI）。

在这些变异中，K-ras 基因变异较易发生，发生率为 0~39%，但其对预测预后的显著意义尚不清楚。

文献报道肝外胆管癌中 p53 基因表达变异率从 38%～66% 不等：这种变异在早期乳头状肿瘤中罕见，但随着细胞异型性分级的提高，变异率也进行性增多。p53 基因的表达与细胞分化、肿瘤分期及存在阳性淋巴结有相关性 [10]。

在 79% 的病例中可出现 MDM2 过表达，研究表明与预后不良相关。MDM2 阳性和阴性的患者其中位生存期分别为 33 个月和 75 个月 [11]。

转化生长因子 - β（TGF-β）与肝外胆道肿瘤细胞株生长变异有关，但其对预测预后的价值尚未得到证实。

MSI 和 TGFBR2 的表达已被确定为影响预后的潜在因素，但其作用同样尚未明确（表 1）。

表 1　肝门部胆管癌的分子生物学的预后因素(摘自[11-17])

低分化	增加 T 分期	增加淋巴结受侵	增加淋巴结转移	增加远处转移	增加复发能	生存期缩短
—	p53	—	—	NMT+p53	—	NMT+p53
—	MDM2	—	—	NMD2	—	NMD2+p53
—	—	Cyclin D1	Cyclin D1	—	—	—
—	—	CD44	CD44	—	—	CD44
↓ p27^{Kip1}	↓ p27^{Kip1}	↓ p27^{Kip1}	↓ p27^{Kip1}	—	↓ p27^{Kip1}	↓ p27^{Kip1}
—	↓ p27$^{WAF/CIP1}$	—	—	—	↑ 或 ↓ p27$^{WAF/CIP1}$	↑ 或 ↓ p27$^{WAF/CIP1}$
—	—	—	—	—	—	KRas

注：p27^{Kip1}. 细胞周期蛋白依赖性激酶抑制剂；p27$^{WAF/CIP1}$. 细胞周期蛋白依赖性激酶抑制剂；p53. 抑癌基因；Cyclin D1. 细胞周期调控子；CD44. 跨膜蛋白与内皮细胞结合功能；NMD2. 结合 Tp53 并抑制 p53 基因介导的激活的肿瘤蛋白；NMT. N- 肉豆蔻酰基转移酶，细胞内信号转导调制子

T 分期

胆管壁由胆管上皮和黏膜下层环绕着的致密纤维肌层（致密纤维组织及疏松平滑肌纤维）组成。与胆管相邻的是肝十二指肠韧带的脂肪组织和血管。据 UICC / AJCC 的 TNM 分期定义，T1 期为肿瘤局限于胆管，T2 期为肿瘤侵犯至胆管壁外，T3 期为肿瘤侵犯肝脏、胆囊、单侧门静脉和肝动脉分支，T4 期为肿瘤侵犯至其他毗邻组织。按照 UICC / AJCC 的 TNM 分期标准，肿瘤沿胆管壁横向浸润程度没有明确界定，因此一些研究者提出应评估肿瘤浸润的毫米深度。在 87％ 的 T1 期的病例中，肿瘤浸润深度小于 5mm。而在 T2 期肿瘤患者中，51％ 的肿瘤浸润深度小于 5mm。肿瘤侵犯深度与患者中位生存期存在相关性，肿瘤浸润深度小于 5mm 患者中位生存期为 61 个月，超过 5mm 者仅为 23 个月（表 2）[18]。

表 2　T 分期与浸润深度、淋巴结转移及生存期的相关性(摘自[18])

分期	例数	<5 mm	浸润深度 5~12 mm	>12 mm
T1	47	41(87%)	6(13%)	0
T2	71	36(51%)	29(40%)	6(10%)
T3	94	21(22%)	57(60%)	16(18%)
T4	10	1(10%)	3(30%)	6(60%)
N0	152	83(54%)	58(38%)	11(8%)
N+	50	16(16%)	17(39%)	17(61%)
中位生存期(月)		61	23	17

T1

位于胆管壁内的肿瘤定义为早期胆管癌，约占胆管癌总数的 10％，具有独特的特点。在 52％ 的病例中肿瘤为乳头状，且超过 60％ 的肿瘤分化良好。0~2％ 的患者发生淋巴结受侵，0~10％ 的患

者神经受侵犯 [19-20]。这个期的患者预后较好，5 年生存率达 78%。按照大体分型，乳头状肿瘤与浸润性肿瘤的生存率统计学无显著性差异。复发不常见，T1 期发生率约为 13% （表 3）。

表 3　早期胆管癌发现率(T1 期,根据第六版 AJCC/UICC 的 TNM 分期)和 5 年生存率

作者	年份	病例数	早期癌(T1)	5 年期生存率
Mizumoto[21]	1993	171	14 (8%)	100%
Bhuiya[22]	1993	70	7 (10%)	—
Kurosaki[23]	1998	90	7 (8%)	86%
Hong[24]	2005	222	47 (21%)	53%
Cha[20]	2006	614	61 (10%)	78%

T2

肿瘤侵入胆管壁的深度与血管、淋巴及神经侵犯等与影响预后的因素有关。Tabata 发现，在 T1 期肿瘤中未观察到血管、神经或淋巴受侵，而在 T2 期发现肿瘤侵犯三者的发生率分别为 40%、56% 和 31% [19] （表 4）。

表 4　T 分期和病理因素之间的关系(摘自[19])

T 分期(第 5 版)	病例数	淋巴结转移	淋巴渗透	静脉浸润	神经周围浸润
T1	4(5.3%)	0	0	0	0
T2	32(42%)	31%	71%	40%	56%
T3	39(52%)	61%	87%	59%	84%

T2 期患者的生存率显著低于 T1 期；Hong 发现前者的 5 年生存率为 30%，后者为 53% [24]。与此相反，T2 期和 T3 期的 5 年生存率差异并不显著，分别为 30% ~37% 和 25% ~32% （表 5）[24-25]。

表 5　按照 T 分期的 5 年生存率

作者	年份	病例数	T1	T2	T3	T4
Nishio[25]	2005	166	69%	37%	32%	10%
Hong[24]	2005	222	53%	30%	25%	0

T3

　　按照 UICC/AJCC 的分期，T3 期是指肿瘤扩散至胆管壁外并侵及相邻的组织器官：肝脏、胆囊、门静脉和 / 或肝动脉。如前所述，胆管壁的浸润深度加深与肿瘤更具侵袭性有关，可增加淋巴结转移的发生率（T3 期为 64.7%，T2 期为 33.3%）[26]。T3 期患者（第六版 UICC/AJCC 的 TNM 分期）的预后较 T1 期显著性差，二者 5 年生存率肿瘤分别为 32% 和 69%；而与 T2 期（5 年生存率为 37%）相比，无显著性差异 [25]。

　　肝门部胆管癌常侵犯肝脏，但对于行根治性切除（R0）的患者，肝脏受侵并不代表不良的预后因素 [6，24，32]。

　　以往，肿瘤侵入门静脉是晚期胆管癌手术切除的重要障碍。然而，最近的文献研究显示，门静脉切除和重建的患者与未切除的患者相比远期生存率明显改善，其 5 年生存率分别为 9.9% 和 0。而门静脉受侵犯是影响预后的重要因素，肉眼可见的门静脉受侵患者的 5 年生存率仅为 9.9%，而无门静脉受侵的患者为 36.8% [9]。其他学者也证实肿瘤侵犯门静脉对预后的影响（表 6）。

表 6　侵犯门静脉行门静脉切除的患者

作者	年份	病例数	门静脉受侵	5 年生存率	中位生存期（月）
Launois[35]	1999	40	17.5%	0	—
Kosuge[32]	1999	65	27.7%	—	23.9
Kondo[6]	2004	40	30%	—	34.7
Nishio[25]	2005	301	32%	11%	—

　　发生肝动脉受侵是在大多数情况下被判定肿瘤无法切除的标准，是一个不利的预后因素。近来有肝切除联合肝动脉切除后重建

的研究 [39-40]。肝动脉侵犯多发生在肿瘤的晚期，70% 以上的患者发生淋巴结转移，所有患者均伴有神经侵犯 [33]。Miyazaki 报道联合行动脉切除后重建的病例，3 年生存率为 11%，5 年生存率为 0 [33]。

据 Kosuge 研究，肿瘤突破胆管壁侵及胆囊是一个不利的预后因素（$p=0.0023$）。肿瘤侵及胆囊多伴有肝十二指肠韧带内结缔组织弥漫性浸润 [32]。

T4

依据第六版 UICC/AJCC 的 TNM 分期，T4 期是指肿瘤已侵入周围器官，或门静脉、肝固有动脉受侵。这些因素往往意味着多数患者肿瘤已无法手术切除。T4 的患者预后不佳，中位生存时间在 13~17 个月 [24-25]。

N 分期

肿瘤淋巴结转移是影响肝门部胆管癌预后的重要因素，在 30%~50% 的手术切除患者中可见淋巴结转移 [7，26-31]。

发生淋巴结转移的百分比与按照 UICC/AJCC 标准的 T 分期和浸润深度的毫米数密切相关。淋巴结受侵的发生率在 T1 期为 17.1%，T2 期为 28.4%，T3 期为 39.6%，T4 期为 60% [24]。

按照胆管壁径向浸润程度，5mm 以下的肿瘤 N+ 的发生率为 16%，5~12mm 的肿瘤为 39%，超过 12mm 的肿瘤为 61% [1]。

淋巴结转移也伴有血管侵犯：合并血管侵犯及无血管侵犯的发生率分别为 55% 和 39% [9]。

根据 UICC/AJCC 的 TNM 分期标准，N0 患者的 5 年生存率为 45%，N1 为 16%，而非区域淋巴结转移确定为 M1 期的为 14%。不同研究发现，合并淋巴结转移的患者 5 年生存率不超过 25% [7，25-29，32-34]（表 7）。

有的学者不甚了解肝门部胆管癌患者出现非区域淋巴结转移被定义为 M1 期的意义，因为很少有学者对非区域淋巴结进行系统的

表 7　淋巴结转移阳性患者(N+)的发生率和 5 年生存率

作者	年份	患者数 N	+ 患者	N + 患者中位生存期(月)	5 年生存率
Launois[35]	1999	40	15%	—	16.7%
Kosuge[32]	1999	65	44%	26.4	—
Nagakawa[36]	2002	1183	45%	—	15%
Kitagawa[26]		110	53%	—	16%
Kondo[6]	2004	40	37.5%	26.6	—
Hemming[34]	2005	80	—	—	21%
Lai[37]	2005	36	35%	—	0%
Nishio[16]	2005	301	49%	—	10%
Ramacciato[38]	2006	23	34%	21	—
Dinant[5]	2006	99	19%	18	—

清扫。Kitagawa 研究发现［26］，腹主动脉旁淋巴结转移（M1）的发生率为 17%。出现非区域淋巴结的转移是影响预后的重要因素，5 年生存率低于 15%［17］。分析腹主动脉旁淋巴结转移患者的特点表明，肉眼见淋巴结无异常的 M1 患者生存期，显著好于肉眼即可见淋巴结异常者，5 年生存率分别为 28.6% 和 0［26］。

甚至转移淋巴结的数量也是一项具有统计学意义的影响预后的独立因素（$p=0.017$）。超过 5 枚淋巴结阳性的患者较 4 枚及以下淋巴结转移者生存期短，在单变量分析中 HR 分别为 2.95 和 1.7［1］。

最近 Schwartz 报道［39-41］N0 的患者中，生存期和切除的淋巴结数目之间存在相关性。送检 1~2 枚淋巴结的患者中位生存期是 21 个月，送检超过 10 枚淋巴结的患者为 34 个月。同样在 N1 患者中，送检 1~2 枚淋巴结的患者和送检超过 10 枚淋巴结的患者结果也存在差异，中位生存期分别为 13 个月和 16 个月。

利用细胞角蛋白抗体的免疫组化技术，可以识别出苏木精 - 伊红染色无法明确的微小转移灶。在 24%~39% 淋巴结阴性的患者中可发现微小转移灶［42-43］。微小转移灶对肿瘤患者预后的意义仍存在争议。Yuchiro 发现有或无微小转移灶患者的生存率没有显著性差异，5 年生存率分别为 43.6% 和 42.1%［42］。相反，在 28 例 N0

患者中，Taniguchi 发现微小转移与否，与疾病分期及预后存在显著相关性，5 年生存率分别为 21% 和 66%［43］。

M 分期

发生远处转移是肿瘤无法切除最常见的原因，大约 30% 的患者在术前检查或在剖腹探查时被确诊为无法手术治疗［44］。

较常见的转移部位包括：肝脏、腹膜、肺和骨。发生肿瘤转移的患者中位生存期不超过 11 个月［35］。

肝转移后的手术切除很少有令人满意的结果，中位生存期多在 6~12 个月［32］。

UICC/AJCC 的 TNM 分期的预后意义

目前为止，关于评估 TNM 分期对肝门部胆管癌预后价值的报道较少。新版 TNM 分期（第六版的 UICC/ AJCC）着重于两个方面：血管侵犯和淋巴结转移［45］。

目前，根据 UICC/AJCC 分期中的分组对肿瘤预后判断的意义仍存在争议。Zervos 分析 42 例手术切除病例，没有发现肿瘤分期与生

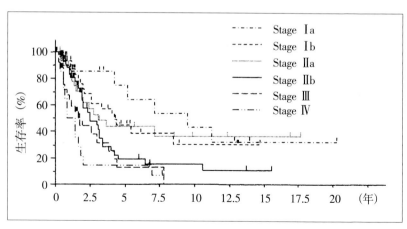

图 1　根据 UICC/AJCC 分期的生存率（摘自［25］）

存期存在相关性［12］。Hemming 的研究也显示二者之间无相关性
［34］。

而其他学者的研究却显示肿瘤分期与生存期存在相关性。Hong
报道 222 例患者中，Ⅰb、Ⅱa、Ⅱb 及Ⅲ期患者中位生存时间分别
为 40 个月、39 个月、19 个月和 13 个月［24］。

Nishio 同样观察到肿瘤分期与生存期存在相关性，在 166 名患
者中，Ⅰa、Ⅰb、Ⅱa、Ⅱb、Ⅲ及Ⅳ期患者的 5 年生存率分别为
75%、45%、43%、19%、13%和 14%［25］（图 1）。

参考文献

1. Hoang MP, Murakata LA, Katabi N et al (2002) Invasive papillary carcinomas of the extra-hepatic bile ducts: a clinicopathologic and immunohistochemical study of 13 cases. Mod Pathol 15(12):1251–1258
2. Albores-Saavedra J, Murakata L, Krueger JE, Henson DE (2000) Noninvasive and minimal-ly invasive papillary carcinomas of the extrahepatic bile ducts. Cancer 89(3):508–515
3. Sakamoto E, Nimura Y, Hayakawa N et al (1998) The pattern of infiltration at the proximal border of hilar bile duct carcinoma: a histologic analysis of 62 resected cases. Ann Surg 227(3):405–411
4. Jarnagin WR, Bowne W, Klimstra DS et al (2005) Papillary phenotype confers improved survival after resection of hilar cholangiocarcinoma. Ann Surg 241(5):703–712; discussion 712–714
5. Dinant S, Gerhards MF, Rauws EA et al (2006) Improved outcome of resection of hilar cholangiocarcinoma (Klatskin tumour). Ann Surg Oncol 13(6):872–80
6. Kondo S, Hirano S, Ambo Y et al (2004) Forty consecutive resections of hilar cholangiocar-cinoma with no postoperative mortality and no positive ductal margins: results of a prospec-tive study. Ann Surg 240(1):95–101
7. Neuhaus P, Jonas S, Bechstein WO et al (1999) Extended resections for hilar cholangiocar-cinoma. Ann Surg 230(6):808–818; discussion 819
8. Bhuiya MR, Nimura Y, Kamiya J et al (1992) Clinicopathologic studies on perineural inva-sion of bile duct carcinoma. Ann Surg 215(4):344–349
9. Ebata T, Nagino M, Kamiya J et al (2003) Hepatectomy with portal vein resection for hilar cholangiocarcinoma: audit of 52 consecutive cases. Ann Surg 238(5):720–727
10. Liu XF, Zhang H, Zhu SG et al (2006) Correlation of p53 gene mutation and expression of P53 protein in cholangiocarcinoma. World J Gastroenterol 12(29):4706–4709
11. Jarnagin WR, Klimstra DS, Hezel M et al (2006) Differential cell cycle-regulatory protein expression in biliary tract adenocarcinoma: correlation with anatomic site, pathologic vari-ables, and clinical outcome. J Clin Oncol 24(7):1152–1160
12. Zervos EE, Osborne D, Goldin SB et al (2005) Stage does not predict survival after resec-tion of hilar cholangiocarcinomas promoting an aggressive operative approach. Am J Surg 190(5):810–815
13. Itoi T, Shinohara Y, Takeda K et al (2000) Detection of telomerase activity in biopsy speci-mens for diagnosis of biliary tract cancers. Gastrointest Endosc 52(3):380–386
14. Abdalla EK, Vauthey JN (2001) Biliary tract cancer. Curr Opin Gastroenterol 17(5):450–457
15. Rajala RV, Radhi JM, Kakkar R et al (2000) Increased expression of N-myristoyltransferase

in gallbladder carcinomas. Cancer 88(9):1992–1999

16. Cormier JN, Vauthey JN (2000) Biliary tract cancer. Curr Opin Gastroenterol 16(5):437–443

17. Rashid A, Ueki T, Gao YT et al (2002) K-ras mutation, p53 overexpression, and microsatellite instability in biliary tract cancers: a population-based study in China. Clin Cancer Res 8(10):3156–3163

18. Hong SM, Cho H, Moskaluk CA, Yu E (2007) Measurement of the invasion depth of extrahepatic bile duct carcinoma: an alternative method overcoming the current T classification problems of the AJCC staging system. Am J Surg Pathol 31(2):199–206

19. Tabata M, Kawarada Y, Yokoi H et al (2000) Surgical treatment for hilar cholangiocarcinoma. J Hepatobiliary Pancreat Surg 7(2):148–154

20. Cha JM, Kim MH, Lee SK et al (2006) Clinicopathological review of 61 patients with early bile duct cancer. Clin Oncol (R Coll Radiol) 18(9):669–677

21. Mizumoto R, Ogura Y, Kusuda T (1993) Definition and diagnosis of early cancer of the biliary tract. Hepatogastroenterology 40(1):69–77

22. Kurosaki I, Tsukada K, Watanabe H, Hatakeyama K (1998) Prognostic determinants in extrahepatic bile duct cancer. Hepatogastroenterology 45(22):905–909

23. Bhuiya MR, Nimura Y, Kamiya J et al (1993) Clinicopathologic factors influencing survival of patients with bile duct carcinoma: multivariate statistical analysis. World J Surg 17(5):653–657

24. Hong SM, Kim MJ, Pi DY et al (2005) Analysis of extrahepatic bile duct carcinomas according to the New American Joint Committee on Cancer staging system focused on tumour classification problems in 222 patients. Cancer 104(4):802–810

25. Nishio H, Nagino M, Oda K et al (2005) TNM classification for perihilar cholangiocarcinoma: comparison between 5th and 6th editions of the AJCC/UICC staging system. Langenbecks Arch Surg 390(4):319–327

26. Kitagawa Y, Nagino M, Kamiya J et al (2001) Lymph-node metastasis from hilar cholangiocarcinoma: audit of 110 patients who underwent regional and paraaortic node dissection. Ann Surg 233(3):385–392

27. Nakeeb A, Pitt HA, Sohn TA et al (1996) Cholangiocarcinoma. A spectrum of intrahepatic, perihilar, and distal tumours. Ann Surg 224(4):463–473; discussion 473–475

28. Sugiura Y, Nakamura S, Iida S et al (1994) Extensive resection of the bile ducts combined with liver resection for cancer of the main hepatic duct junction: a cooperative study of the Keio Bile Duct Cancer Study Group. Surgery 115(4):445–451

29. Iwatsuki S, Todo S, Marsh JW et al (1998) Treatment of hilar cholangiocarcinoma (Klatskin tumours) with hepatic resection or transplantation. J Am Coll Surg 187(4):358–364

30. Ogura Y, Kawarada Y (1998) Surgical strategies for carcinoma of the hepatic duct confluence. Br J Surg 85(1):20–24

31. Miyazaki M, Ito H, Nakagawa K et al (1999) Parenchyma-preserving hepatectomy in the surgical treatment of hilar cholangiocarcinoma. J Am Coll Surg 189(6):575–583

32. Kosuge T, Yamamoto J, Shimada K et al (1999) Improved surgical results for hilar cholangiocarcinoma with procedures including major hepatic resection. Ann Surg 230(5):663-671

33. Miyazaki M, Kato A, Ito H et al (2007) Combined vascular resection in operative resection for hilar cholangiocarcinoma: does it work or not? Surgery 141(5):581–588

34. Hemming AW, Reed AI, Fujita S et al (2005) Surgical management of hilar cholangiocarcinoma. Ann Surg 241(5):693–699; discussion 699–702

35. Launois B, Terblanche J, Lakehal M et al (1999) Proximal bile duct cancer: high resectability rate and 5-year survival. Ann Surg 230(2):266–275

36. Nagakawa T, Kayahara M, Ikeda S et al () Biliary tract cancer treatment: results from the Biliary Tract Cancer Statistics Registry in Japan. J Hepatobiliary Pancreat Surg 9(5):569–575

37. Lai EC, Lau WY (2005) Aggressive surgical resection for hilar cholangiocarcinoma. ANZ J Surg 75(11):981–985

38. Miyazaki M, Ito H, Nakagawa K et al (1998) Aggressive surgical approaches to hilar cholangiocarcinoma: hepatic or local resection? Surgery 123(2):131–136

39. Gerhards MF, van Gulik TM, de Wit LT et al (2000) Evaluation of morbidity and mortality after resection for hilar cholangiocarcinoma—a single center experience. Surgery 127(4):395–404
40. Schwarz RE, Smith DD (2007) Lymph node dissection impact on staging and survival of extrahepatic cholangiocarcinomas, based on U.S. population data. J Gastrointest Surg 11(2):158–165
41. Tojima Y, Nagino M, Ebata T et al (2003) Immunohistochemically demonstrated lymph node micrometastasis and prognosis in patients with otherwise node-negative hilar cholangiocarcinoma. Ann Surg 237(2):201–207
42. Taniguchi K, Tabata M, Iida T et al (2006) Significance of lymph node micrometastasis in pN0 hilar bile duct carcinoma. Eur J Surg Oncol 32(2):208–212
43. Jarnagin WR, Shoup M (2004) Surgical management of cholangiocarcinoma. Semin Liver Dis 24(2):189–199
44. Ramacciato G, Corigliano N, Mercantini P et al (2006) [Prognostic factors after surgical resection for hilar cholangiocarcinoma] Ann Chir 131(6-7):379–85, French
45. Sobin LH, Wittekind C (eds) (2002) TNM classification of malignant tumours, 6th edn. Wiley, New York

分期系统

　　许多分期系统被推荐用于肝门部胆管癌的分期，但至今还没有一个能被广泛接受。

　　目前较常用于肝门部胆管癌的分期有 3 类：

　　- 根据胆管受侵情况的大体形态分期（Bismuth-Corlette 分型）。

　　- 组织病理分期（AJCC/UICC 的 TNM 分期和日本胆道外科学会的分期）。

　　- 根据肿瘤侵及胆管和血管情况的分期（Gazzaniga 分期和 Memorial Sloan Kettering 癌症中心的 MSKCC 分期）。

Bismuth-Corlette 分型

　　Bismuth-Corlette 分型于 1975 年提出，并于 1992 年修改，它是根据放射学和手术中的发现，按照胆管病变侵及胆管的纵向范围（表 1）[1-2]，分成不同的解剖组（图 1）。

　　这种分型法仅是根据术前检查胆道侵犯程度。1992 年，Bismuth[2] 报道 23 例切除患者的经验表明，此分型可根据患者具体情况用于术前制订手术方案。Ⅰ 型单纯切除胆管即可达到根治性的切除。Ⅱ 型的肿瘤侵及左右肝管部，左右肝管分隔，且经常累及尾状叶的胆管。为了获得根治性切除（R0）的效果，Bismuth 建议行联合尾状叶切除的胆管切除。Ⅲa 和 Ⅲb 型胆道切除不能保证根治性切除，因此必须联合大部肝切除。Ⅳ 型的肿瘤常常侵犯了双侧的二级胆管，即使进行扩大的肝切除术也很难做到根治性切除。这个分型系统仍用来确定肿瘤扩散的范围。Bismuth 分型没有将一些重要因素，如血管侵犯和淋巴结转移等考虑在内，它对治疗方式的选

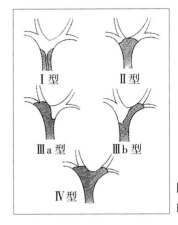

图 1 根据肝门部胆管癌的纵向范围改良的 Bismuth–Corlette 分型（表 1）

表 1 Bismuth–Corlette 分型（摘自 [1]）

Ⅰ 型	肿瘤源于胆管汇合部邻近的胆管, 但未侵犯左右肝管
Ⅱ 型	肿瘤源于胆管汇合部邻近的胆管, 扩散至左右肝管
Ⅲa 型	肿瘤源于胆管汇合部, 扩散至右肝管达二级胆管
Ⅲb 型	肿瘤源于胆管汇合部, 扩散至左肝管达二级胆管
Ⅳ 型	肿瘤源于胆管汇合部, 扩散至双侧肝管达二级胆管

择和预后评估的作用有限。在最近一项 42 例肝门部胆管癌切除的对比研究中, Bismuth–Corlette 分型未显示出与远期生存率存在相关性 [3]。

第六版 UICC/AJCC 的 TNM 分期系统

2002 年的国际抗癌联盟（UICC）第六版 TNM 分期和美国癌症联合会编辑的第六版癌症分期手册, 都是应用同样的 TNM 分期和分期内的再细分 [4]。根据术前检查、术中及术后的病理发现确定肿瘤的局部范围（T）、淋巴结侵犯（N）和存在远处转移（M）。

T 分期

T 分期是根据肿瘤侵犯胆管壁、门静脉和肝动脉及邻近结构的程度, 来评价肿瘤的局部程度。T 分期分成四期（表 2）。

表2　根据 UICC/AJCC [4] 评价肿瘤的局部范围

T	癌肿原位的情况
T1	肿瘤仅限于胆管
T2	肿瘤侵犯胆管壁的全层
T3	肿瘤侵犯肝脏、胆囊、门静脉或肝动脉的主要分支(左或右)
T4	肿瘤侵犯门静脉主干或肝固有动脉或周围其他的器官(结肠、胃、十二指肠)

经过 166 例切除肝门胆管癌的临床证实，T 分期系统与远期存活率相关：T1 患者的 5 年生存率为 69%，T2 为 37%，T3 为 32%，T4 为 10% [5]。

N 分期

根据 UICC/AJCC 的分期标准，区域淋巴结包括胆囊管、胆管周围、肝门、胰腺周围（仅胰头）、十二指肠周围、门静脉周围、腹腔及肠系膜上动脉淋巴结。非区域淋巴结的受侵（腹主动脉 – 腔静脉及胰腺周围下方的淋巴结）定义为远处转移（M1）。

N 分期被定义为二期（表3）。

表3　根据 UICC/AJCC 的分期 [4] 评价淋巴结受侵的情况

N0	无淋巴结转移
N1	有区域淋巴结转移

许多文献证实了区域淋巴结受侵犯后对预后的影响，N0 患者的 5 年生存率为 30.5%，N1 为 14.7%（$p=0.09$）。Kitagawa 等也证实了非区域淋巴结转移对预后的不利影响，其 5 年生存率为 12.3% [6]。

M 分期

M 分期的依据为是否存在其他器官和非区域淋巴结的转移。具体分期见表4。

表 4　按照 UICC/AJCC 分期 [4] 评价转移情况

M0	无远处转移
M1	有远处转移

分期分组

T 的三个不同分期，结合 N 和 M 分期将患者分成不同的组别，每个组的患者为同一类。第六版 UICC/AJCC 的 TNM 分期列出七组（表 5）。

表 5　按照 UICC/AJCC 的分期系统 [4]

0 期	T	N0	M0
I a 期	T1	N0	M0
I b 期	T2	N0	M0
II a 期	T3	N0	M0
II b 期	T1，T2，T3	N1	M0
III 期	T4	任意 N	M0
IV 期	任意 T	任意 N	M1

在本分期的分组里，肿瘤早期指病灶局限在胆管内（I 期）；肿瘤中期指病灶侵犯了肝实质、血管结构（肝动脉或门静脉）或区域淋巴结（II 期）；III 期为晚期肿瘤（扩散到邻近的结构和/或区域淋巴结）；IV 期（有转移的）则很少能试图通过治愈性外科手术获益。这个分期系统的判断预后的作用已在几个临床研究中得到评价，但目前仍缺乏有用的结论性数据。Liu 等报道 [7] 40 例肝门部胆管癌手术切除的研究，结果显示 I 和 II 期的患者与 III、IV 期患者的生存率无显著差异，中位生存期分别为 17.6 个月和 21.2 个月（$p=0.25$）。然而 Hong 报道各期的 5 年生存率有显著差异，I a、I b、II a、II b、III 期及 IV 期的生存率分别为 54%、35%、31%、7%、5% 和 0 [8]。

第五版和第六版 UICC/AJCC 的 TNM 分期对比

最近两版的 TNM 分期（第五版和第六版）不同的是，分期中 T

和 N 的分期标准不同。在第五版的 T 分期中，所有已侵及邻近结构的肿瘤被列为 T3。而在最新版中，肿瘤直接侵犯到邻近的肝脏、胆囊、胰腺或单侧的血管才分成 T3 期；而 T4 期则为肿瘤侵及其他邻近器官（大肠、胃及十二指肠）或门静脉主干。

这些新的不同点对于评估接受手术切除患者的预后，显示出更高的准确性。在 166 例患者中进行了第五版和第六版比较研究，结果显示第五版 T3 期的 5 年生存率为 24%，而第六版的 T3 期和 T4 期的 5 年生存率分别为 32% 和 10%，差异显著 [5]。肝门部胆管癌侵犯胃、结肠及十二指肠是非常罕见的，大多数的 T4 期显示为门静脉主干受侵。新版的 T4 期强调血管受侵的评估价值，许多报道显示这是重要的不良预后因素 [9]。N 分期也被修改，事实上，在第五版淋巴结转移分成 N1（肝十二指肠韧带淋巴结）和 N2（其他区域淋巴结）；而最新版的 N 分期被简化为单一的区域性淋巴结转移。新的区域淋巴结分期已在 110 例临床研究中验证，N1 与 N2 患者之间的远期存活统计学没有显著差异，中位生存期分别为 29 个月和 25 个月 [6]。两种版本都将有非区域性的淋巴结转移界定为 M1。

JSBS 分期系统

JSBS 于 2004 年以英文发表了第二版肝门部肿瘤分期 [10]。如同 UICC/AJCC 的 TNM 分期，这个分期也是基于解剖及病理结果，分析了肿瘤局部的范围（T）、淋巴结的扩散（N）和其他器官受累（M）的情况。UICC/AJCC 和 JSBS 的两个 TNM 分期均仅适于肝门胆管癌，而不能用于其他肝外胆道的肿瘤。

大体的生长方式

根据肿瘤在胆管内的生长类型，对肿瘤的大体评估进行分类：
- *乳头型*（包括有蒂的和厚度超过 2mm 无蒂的）
  扩展型
  浸润型
- *结节型*

　　扩展型

　　浸润型

–　**平坦型**

　　扩展型

　　浸润型（浸润型的平坦型包括弥散浸润型）

–　**其他生长类型**

T 分期

　　评估这种肿瘤的严重程度涉及 5 个参数：浆膜、肝实质、胰腺、门静脉、肝动脉。

　　这种肿瘤是否侵犯浆膜很难评估，因为只有部分的肝门胆管外有被覆的浆膜（即脏层腹膜）（图 2）。在被覆有浆膜的部分，浸润至脏层腹膜定义为 S（–）；超出浆膜或侵犯周围器官，如结肠、胃、腹壁或下腔静脉为 S（+）。

　　肝实质浸润：<5mm 为 Hinf1b，5~20mm 为 Hinf2，>20mm 为 Hinf3。

　　肝门部肿瘤的胰腺受侵犯罕见，根据浸润深度规定：<5mm 为 Panc1b，5~20mm 为 Panc2，>20mm 为 Panc3。

　　门静脉和肝动脉受侵分为外膜受侵（PV1 或 A1）、血管中膜浸润（PV2 或 A2）或扩展到内膜伴有狭窄或梗阻（PV3 或 A3）。

　　T 分期根据邻近器官的受侵程度划分为四期（表 6）。

　　JSBS 的 T 分期包括了许多临床研究证实的预后因素，并可以对肿瘤的程度精确地分期。但是在文献中还没有显示研究验证这种 T

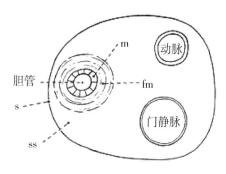

图 2　肝蒂的示意图。S 的不同浸润的分级，S-S 期是根据胆管壁和脏层腹膜的浸润情况。S（–）：侵犯黏膜或纤维 – 肌层（m 和 / 或 fm）；或侵犯浆膜下层（ss）。S（+）：侵犯浆膜层（s）证据显示肿瘤侵及脏层腹膜（se），超出浆膜层侵犯其他器官（摘自 ［10］）

表 6　按照 JSBS（日本胆道外科协会）的 T 分期（摘自 [10]）

T 分期	浆膜	肝脏浸润	胰腺浸润	门静脉浸润	肝动脉浸润
T1	m, fm	Hinf0	Panc0	PV0	A0
T2	ss	Hinf1a	Panc1a	PV0	A0
T3	se	Hinf1b	Panc1b	PV0	A0
T4	任意	Hinf2,3	Panc2,3	PV1~3	A1~3

注：Hinf. 直接扩散到肝实质（0：无侵犯；1a：侵犯超过纤维肌层但未侵及实质；1b：<5mm；2：5~20mm；3：>20mm）；Panc. 扩散到胰腺（0：无侵犯；1a：侵犯超过纤维肌层但未侵及实质；1b：<5mm；2：5~20mm；3：>20mm）；PV. 扩散到门静脉（0：无侵犯；1：侵犯外膜；2：侵犯中膜；3：侵犯内膜伴狭窄或梗阻）；A. 扩散到肝动脉（0：无侵犯；1：侵犯外膜；2：侵犯中膜；3：侵犯内膜伴狭窄或梗阻）。浆膜受侵（图2）。

分期的分类效用的报告，而且由于操作复杂，在临床实践中应用不多。

N 分期

根据日本的这个分期，肝门部肿瘤的淋巴结分为 3 个层次：N1、N2 和 N3。肝十二指肠韧带淋巴结（12 组）属于第一站（N1），根据周围的关系分为胆道旁（12b）、门静脉后（12p）、肝固有动脉旁（12a）。胰腺后（13a）和沿肝总动脉旁淋巴结（8）属于第二站（N2）。腹主动脉（16）、腹腔干（9）、肠系膜（14）或胰腺前（17）和胰腺后下（13b）淋巴结属于第三站（N3）（图3，图4）。

肝门部肿瘤淋巴结分组如表 7 所示。

M 分期

本分期系统远处转移的分期被分成肝转移、腹腔转移和其他器官的转移。肝转移根据转移的数量和部位进行了细分：

－ H0：无肝转移；
－ H1：仅限于一叶的转移（H1r 转移限于肝右叶，H1l 转移限于肝左叶）；
－ H2：双侧叶的局限肝转移；

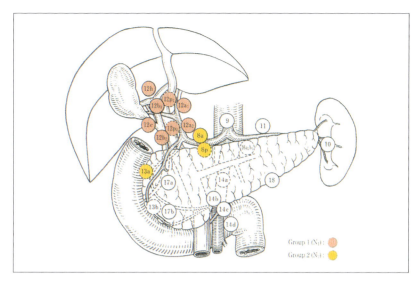

图3　日本肝门部胆管肿瘤分期的淋巴结分组和分站（摘自［10］）

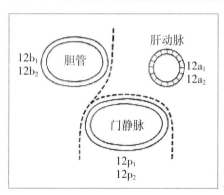

图4　肝十二指肠韧带淋巴结根据与周围结构的关系再分成三组：胆道旁（12b），门静脉后（12p），肝固有动脉旁（12a）(摘自［10］)

- H3：两侧叶的广泛肝转移。

腹腔转移也根据位置和数量进行了细分：

- P1：邻近肝管的转移；
- P2：少量的远处转移；
- P3：广泛的远处转移。

对除了肝脏和腹腔以外器官的扩散作了规定：

- M–：无远处转移的证据（除了肝脏和腹腔）；
- M+：有远处转移（除了肝脏和腹腔）。

表7   按照 JSBS（日本胆道外科协会）肝门部胆管肿瘤的淋巴结分组（摘自［10]）

分组	位置	分期
1	贲门右	可选的
2	贲门左	可选的
3	胃小弯	可选的
4	胃大弯	可选的
5	幽门上	可选的
6	幽门下	可选的
7	胃左动脉	可选的
8a	肝动脉前	N2
8p	肝动脉后	N2
9	腹腔干	N3
10	脾门	可选的
11	脾动脉	可选的
12h	肝门	N1
12a1	肝动脉上	N1
12a2	肝动脉下	N1
12p1	门静脉上	N1
12p2	门静脉下	N1
12b1	胆管上	N1
12b2	胆管下	N1
12c	胆囊管	N1
13a	胰腺后上	N2
13b	胰腺后下	N3
14a	肠系膜上动脉	N3
14b	胰十二指肠下动脉	N3
14c	结肠中动脉起始部	N3
14d	第一空肠支	N3
15	中结肠动脉	可选的
16a1,b2	腹主动脉旁上、下	N3
16a2,b1	腹主动脉旁中	N3
17a	胰腺上前	N3
17b	胰腺下前	N3
18	胰腺下	可选的

分期的分组

按照图 5，T、N 和 M 分期的分组可将肿瘤进行细分。

	H0，P0，M-				H-1-2-3，P1-2-3，M+
	pN0	pN1	pN2	pN3	
pT1	I	II			IVb
pT2	II			IVa	
pT3		III	IVa		
pT4	IVa				

图 5　按照 JSBS（日本胆道外科协会）的分期系统［10］

H. 肝转移（H0：无；H1：限于一叶；H2：局限双侧叶转移；H3：广泛双侧叶转移）；P. 腹腔转移（P0：无，P1：邻近胆管，P2：少量远处转移，P3：广泛远处转移）；M. 转移到其他器官（M+：有，M-：无）；N. 淋巴结转移（N1：第一站淋巴结转移，N2：第二站淋巴结转移，N3：第三站淋巴结转移）

这种 TNM 分期是根据病理发现的精确分期。和 UICC/AJCC 的 TNM 分期一样，这个分期对术前评价和确定切除的可能性是无价值的。对于行手术探查和试图根治性切除的患者，可以按照不同的预后进行精确的分类。遗憾的是，这个分期系统的复杂性限制了它的应用，迄今文献中还没有任何有效的研究证实。

早期癌

肝门部胆管癌最深层的侵犯限于胆管的黏膜或纤维肌层，而无论有无淋巴结转移，均被定义为"早期"。

按照以下分型可以进行大体的分类（图6）：
- 隆起型（p：有蒂的；s：广基的）；
- 表浅型（a：隆起的；b：平坦的；c：凹陷的）；
- 凹陷型。

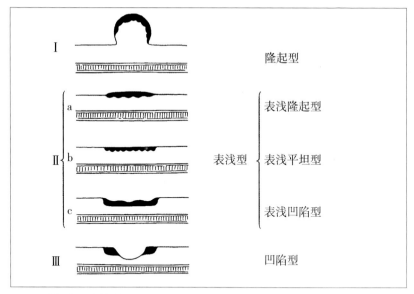

图6 早期癌的大体分型

Gazzaniga 分期系统

这个系统在 1985 年由 Gazzaniga 提出，是第一个涵盖胆管和血管受侵犯程度的分期系统 [11]。根据术前检查对这两个要素进行评估：按照 Bismuth-Corlette 分型的胆管浸润程度及门静脉、肝动脉的侵犯情况。

此分期根据不同的预后意义，将肿瘤分成了四期（图 7，表 8）。

此分期和手术方法的关系：Ⅰ期行单纯胆管切除，Ⅱ期行联合胆管切除的肝切除，Ⅲ期行联合血管切除和重建的肝脏胆管切除，Ⅳ期姑息性非手术治疗。Gazzaniga 在 159 例的研究中证实了这种分期的有效性，并且确认了此分期与手术切除的可能性存在性、相关：Ⅰ期的切除率为 43.5%，Ⅱ期为 45.6%，Ⅲ期为 10.9% [12]。

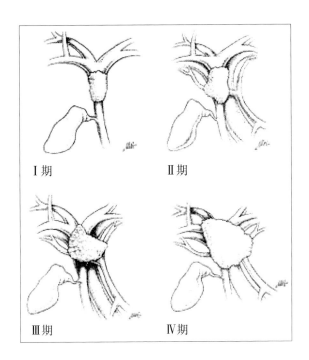

Ⅰ期　　　　　　　Ⅱ期

Ⅲ期　　　　　　　Ⅳ期

图7　肝门部胆管癌的 Gazzaniga 分期。它评价了胆管浸润和血管侵犯的程度（表8）(摘自 [11])

表8　Gazzaniga 分期系统（摘自 [11]）

Ⅰ期	胆管肿瘤仅为腔内扩散,从胆管汇合部向远端扩散的距离可大于 2cm
Ⅱ期	肿瘤腔内扩散的情况与Ⅰ期类似或伴有一侧的叶间胆管和／或段间胆管分支的侵犯,且伴有单侧叶的门静脉侵犯
Ⅲ期	腔内和腔外扩散胆管肿瘤的近端扩展到右侧或左侧的血管蒂,且侵犯到对侧血管蒂中的一个结构
Ⅳ期	胆管肿瘤的近端浸润到单侧或双侧的叶间胆管,且伴有双侧门静脉的浸润或梗阻,并扩散到肝叶或段的分支

MSKCC（Memorial Sloan-Kettering Cancer Center）分期

这个分期方法由 MSKCC 在 1998 年提出的，于 2001 年进行了修改，它是根据术前影像学检查的三个参数进行分期 [13-14]。

－肿瘤沿胆管扩散的程度；

－门静脉侵犯。

– 存在肝叶萎缩。

在 1998 年第一次提出了这个分期系统，经过对 90 例肝门部胆管癌患者的分析，根据预后情况将其分成四期。2001 年，再次对 225 例肝门部胆管癌患者进行了回顾性分析，并对这个分期方法进行了综述：根据预后值和治疗的指征将肿瘤分成三个临床期（表 9）。

表 9　MSKCC 分期系统（摘自［13］）

T1	肿瘤侵及胆管汇合部 ± 单侧扩散到二级胆管
T2	肿瘤侵犯胆管汇合部 ± 单侧扩散到二级胆管及同侧的门静脉受侵 ± 同侧肝叶萎缩
T3	肿瘤侵犯胆管汇合部 ± 双侧扩散到二级胆管，单侧扩散到二级胆管伴对侧门静脉侵犯，单侧扩散到二级胆管伴对侧肝萎缩，或侵及门静脉主干

在 225 例的验证研究中，此临床分期显示出与切除的可能性有统计学的显著相关性，Ⅰ期的切除率为 69%，Ⅱ期为 31%，Ⅲ期为 0。远期效果也与分期有关，Ⅰ期的中位生存期为 20 个月，Ⅱ期为 13 个月，Ⅲ期为 8 个月［14］。

最近，Zervos 等学者的研究没有证实 MSKCC 分期与切除的可能性和远期存活之间存在相关性，中位生存期 T1 期为 45 个月，T2 为 90 个月，T3 为 43 个月，T4 为 33 个月［3］。

这个临床分期对确定能否切除及预后提供了一个方法，且已被证明是有益的。遗憾的是对预后评估没有包含其他因素，如已被证明与预后相关的淋巴结转移等。

结　论

针对肝门部胆管癌提出有很多不同的分期系统，但哪种最好一直还存在争议。

如前所述，依据这些分期系统的不同特点，可分为两大类：临床和病理的分期系统。

临床分期［1，11，14］主要服务于可切除标准判定，指导手术类型和估计疾病的预后。Bismuth-Corlette 分型对患者的划分只是基于胆道受肿瘤侵犯的程度，而未包括其他术前评估的重要元素，如血管的侵犯和肝叶萎缩，因此，不能用来评估切除的可能性 [1-2]。

1985 年 Gazzaniga 提出的分期，增加了用血管受侵犯的程度 [11] 来评估胆道受侵犯的程度，但其推广应用在临床实践中非常有限。

MSKCC 所提出的临床分期根据 Bismuth-Corlette 分型 [13-14] 评价胆道受浸润程度，增加了对血管的侵犯和肝萎缩的评估。

UICC / AJCC 的 TNM 分期 [4] 和 JSBS [10] 分期系统是基于病理组织学的标准，术后评价局部和远处转移的情况。这些分期主要有预后的预测意义，但对切除的可能性评估没有帮助。JSBS 分期的复杂性也限制了其在临床实践中的应用。

目前，还没有一个肝门部胆管癌的分期可以对切除的可能性和效果提供完整的评价。一个综合考虑胆道的浸润、血管的侵犯、局部情况及淋巴结转移的分期系统可能将更加实用。

参考文献

1. Bismuth H, Corlette MB (1975) Intrahepatic cholangioenteric anastomosis in carcinoma of the hilus of the liver. Surg Gynecol Obstet 140(2):170–178
2. Bismuth H, Nakache R, Diamond T (1992) Management strategies in resection for hilar cholangiocarcinoma. Ann Surg 199 215(1):31–38
3. Zervos EE, Osborne D, Goldin SB et al (2005) Stage does not predict survival after resection of hilar cholangiocarcinomas promoting an aggressive operative approach. Am J Surg 190(5):810–815
4. Sobin LH, Wittekind C (eds) (2002) TNM classification of malignant tumours, 6th edn. Wiley, New York
5. Nishio H, Nagino M, Oda K et al (2005) TNM classification for perihilar cholangiocarcinoma: comparison between 5th and 6th editions of the AJCC/UICC staging system. Langenbecks Arch Surg 390(4):319–327
6. Kitagawa Y, Nagino M, Kamiya J et al (2001) Lymph-node metastasis from hilar cholangiocarcinoma: audit of 110 patients who underwent regional and paraaortic node dissection. Ann Surg 233(3):385–392
7. Liu CL, Fan ST, Lo CM et al (2006) Improved operative and survival outcomes of surgical treatment for hilar cholangiocarcinoma. Br J Surg 93(12):1488–1494
8. Hong S-M, Kim M-J, Pi DY et al (2005) Analysis of extrahepatic bile duct carcinomas according to the new American Joint Committee on Cancer Staging System focused on tumour classification problems in 222 patients. Cancer 104(4):802–810
9. Ebata T, Nagino M, Kamiya J et al (2003) Hepatectomy with portal vein resection for hilar cholangiocarcinoma: audit of 52 consecutive cases. Ann Surg 238(5):720–727
10. Japanese Society of Biliary Surgery (2004) Classification of biliary tract carcinoma. 2nd English edn. Kanehara, Tokyo
11. Gazzaniga GM, Faggioni A, Bonanza G et al (1984) Classificazione anatomo-chirurgica dei tumori dell'ilo epatico. Notiz Chir 5:128–129

12. Gazzaniga GM, Filauro M, Faggioni A et al (1986) Neoplasie primitive dell'ilo epatico: trattamento e risultati. Chir Epatobil 5:59–63
13. Burke EC, Jarnagin WR, Hochwald SN et al (1998) Hilar Cholangiocarcinoma: patterns of spread, the importance of hepatic resection for curative operation, and a presurgical clinical staging system. Ann Surg 228(3):385–394
14. Jarnagin WR, Fong Y, DeMatteo RP et al (2001) Staging, resectability, and outcome in 225 patients with hilar cholangiocarcinoma. Ann Surg 234(4):507–517; discussion 517–519

肝门部的外科解剖

　　肝门部胆管癌的外科治疗进展是建立在对肝门部解剖和常见的解剖学变异精确了解的基础之上的，因此很有必要对一些解剖的细节进行说明，尤其是关于肝门和尾状叶区的解剖，更是手术的关键点。胆管、动脉和门静脉在肝内部分被 Glisson 氏鞘发出的结缔组织覆盖，与在肝外部分的肝十二指肠韧带的腹膜融合构成肝门板系统。在这个区域内还有一些淋巴管、神经和小血管网（图 1）。

　　肝门板系统被分成 3 个连续的增厚部分：将肝管汇合部与肝方叶（S4a）下方分隔的肝门板；包绕胆囊和胆囊管的胆囊板；以及覆

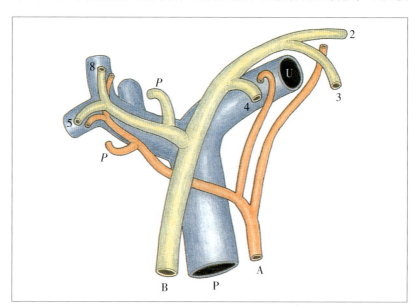

图 1　肝门部的解剖。A. 肝动脉；B. 胆管；P. 门静脉；*P*. 肝动脉和胆管的右后支；U. 门静脉的脐部。根据［1］修改

盖门静脉脐部的脐板。

胆管分支的解剖

左右肝管在肝门部汇合形成胆管汇合部。汇合部的解剖学变异相当普遍，正常解剖的胆管汇合部占整个病例不到 2/3。

左外叶胆管（B2 和 B3）通常在门静脉脐部的后方脐裂水平汇入左肝管。少见的病例（6%）Ⅲ 段（B3）的胆管向尾叶方向的门静脉左干的脐部走行，直接开口于 B4 胆管 [1]。在行右三叶切除时识别这种变异，对于避免胆管损伤以及应用整形外科技术分离重建 B2 和 B3 胆管是很重要的。左内叶（B4）胆管在 REX 窝右侧内立即汇入左肝管。

Ohkubo [2] 描述了左肝内胆管的 4 种汇合模式。

- 1 型（78%）：左内叶胆管汇入左外叶胆管。
- 2 型（4%）：左内叶胆管刚好在 B2 和 B3 胆管汇合部汇入。
- 3 型（18%）：B4 段胆管直接汇入 B3 段胆管。
- 4 型（2%）：B4 段胆管汇入肝管汇合部（图 2）。

右前、右后胆管合并成右肝管。在这方面解剖变异也很常见：50%~70% 的病例是右前、右后胆管汇合成右肝管后再与左肝管在肝门部汇合（普通型）；9%~27% 的病例右后叶胆管汇入左肝管；7%~14% 的病例右后叶胆管汇入肝门部的胆管汇合部（三支型）；最后一种是 6%~9% 的右前叶胆管汇入左肝管（图 3）。通过对外科手术标本的研究，分析肝管汇合部与门静脉关系的解剖学变异，按照右后叶胆管与门静脉的解剖关系，Ohkubo [2] 描述了右肝内胆管的 3 种汇合方式（图 4）。

- 门静脉上型（81%）：右后叶胆管（B6+B7）走行在门静脉右支后上方，在右肝管的头侧汇入。
- 门静脉下型（12%）：右后叶胆管（B6+B7）走行在门静脉右支前下方，在右肝管的腹侧汇入。
- 混合型（5%）：右后上下段分别由独立的胆管引流，分别在门静脉右支后上下汇入右肝管。

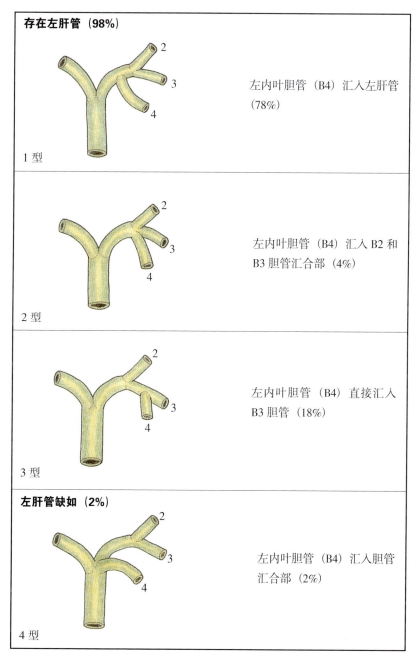

存在左肝管（98%）

1 型

左内叶胆管（B4）汇入左肝管
（78%）

2 型

左内叶胆管（B4）汇入 B2 和
B3 胆管汇合部（4%）

3 型

左内叶胆管（B4）直接汇入
B3 胆管（18%）

左肝管缺如（2%）

4 型

左内叶胆管（B4）汇入胆管
汇合部（2%）

图 2　左肝管的变异。图中数字同 Couinaud 分段（修改自［2]）

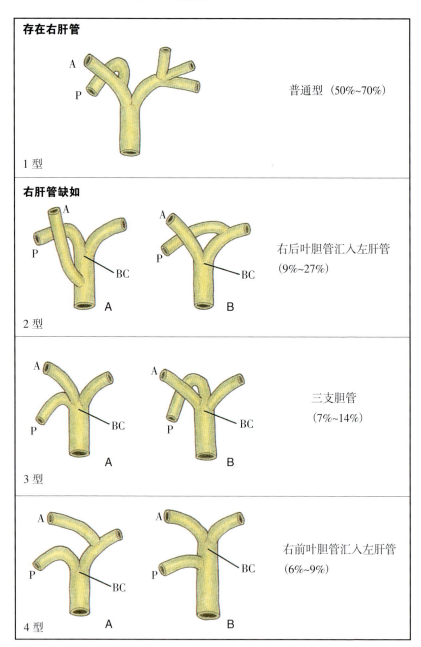

图 3 右肝管的解剖学变异。A. 右前叶胆管；P. 右后叶胆管；BC. 胆管汇合部。（修改自 [2]）

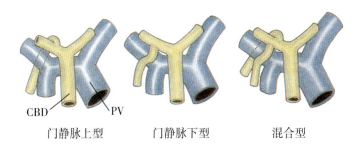

门静脉上型　　　　门静脉下型　　　　混合型

图4　胆管右后支汇合与门静脉右干关系的模式图。CBD. 胆总管；PV. 门静脉。（修改自［2］）

　　根据 Nimura［3］的报告，通过临床的胆道成像来了解肝内胆管亚段的解剖，对于术前准确判断肿瘤侵犯的范围，以及了解肝内胆管树的解剖变异是必不可少的。此外，对于手术计划的精确安排和术中肝脏解剖分离过程中对肝亚段的识别都是有益的。

　　在前后位投影方向的胆管成像，右前叶的胆管分支与右后叶的胆管重叠，区分起来很困难。而右侧位的投影胆管成像，右前叶胆管分支投影在左上方，右后叶胆管投影在右下方，辨认起来就很容易［4］（图5）。

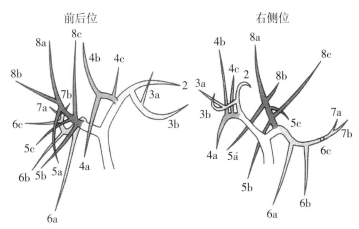

图5　按照患者的体位肝内肝段胆管的胆管造影解剖，数字代表 Couinaud 段。3a. 上支；3b. 下支；4a. 下支；4b. 上支；4c. 背侧支；5a. 腹侧支；5b. 腹侧支；5c. 外侧支；6a. 腹侧支；6b. 背侧支；6c. 外侧支；7a. 腹侧支；7b. 背侧支；8a. 腹侧支；8b. 外侧支；8c. 背侧支。（修改自［3］）

门静脉分支的解剖

由于门静脉的分支是在孕期的早期胚胎发育的，很少发生变异。不同的研究者都描述了门静脉在肝门部分支的 3 种类型。

- 普通型（74%~84%）：门静脉右支发出门静脉右前叶及右后叶支。
- 三支型（8%~12%）：在门静脉分叉部发出门静脉右前叶支。
- 左支型（9%~17%）：门静脉左干发出门静脉右前叶支 [5]（图 6）。

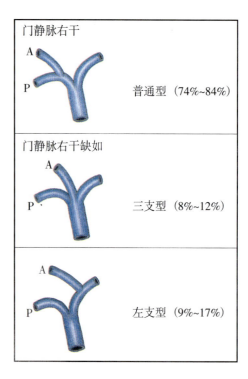

门静脉右干

A

P

普通型（74%~84%）

门静脉右干缺如

A

P

三支型（8%~12%）

A

P

左支型（9%~17%）

图 6 门静脉右支的解剖变异。
A. 前支；P. 后支

肝动脉分支的解剖

左肝动脉在 Rex 窝的左侧进入肝脏，中肝动脉通过 Rex 窝的右侧，而右肝动脉更多的是走行于门静脉汇合部的后方和胆管之间。
右肝动脉分成走行于胆管和门静脉之间的右前支和转向门静脉右干
尾侧进入肝脏的右后支［3］（图1）。

　　肝动脉的变异非常常见，包括存在副动脉和迷走动脉在内的超
过 10 种的变异曾经被描述过。变异的主要形式有：

　　– 1 型：左、中、右肝动脉发于肝总动脉（71%~72%）；
　　– 2 型：右肝动脉发于肠系膜上动脉（13%~14%）；
　　– 3 型：左肝动脉发于胃左动脉（11%~12%）；
　　– 4 型：肝总动脉发于肠系膜上动脉（2%~5%）［5］（图 7）。

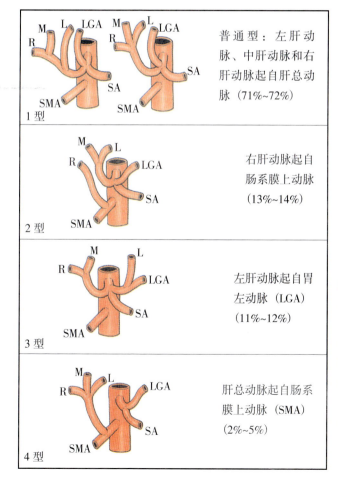

普通型：左肝动
脉、中肝动脉和右
肝动脉起自肝总动
脉（71%~72%）

右肝动脉起自
肠系膜上动脉
（13%~14%）

左肝动脉起自胃
左动脉（LGA）
（11%~12%）

肝总动脉起自肠系
膜上动脉（SMA）
（2%~5%）

图 7 主要肝
动脉的解剖变
异。R. 右肝动
脉；M. 中肝动
脉；L. 左肝动
脉；SMA. 肠系
膜上动脉；
LGA. 胃左动
脉；SA. 脾动
脉

至于肝固有动脉与门静脉和胆管之间的关系，多数的肝固有动脉走行于胆管的后面（76%），而少数（24%）走行在前方。最后，有 9% 病例的肝右动脉在门静脉的后方走行。

尾状叶的外科解剖

了解尾状叶的解剖以及尾状叶与肝门区的关系是应用正确的外科方法治疗肝门部胆管癌的基本要求。事实上，肝门胆管癌的外科治疗需要切除全部的尾状叶。

按照 Couinaud 分段法，目前将尾状叶分成 3 部分 [6]。

- Ⅰ段（S1），或是严格意义的尾状叶，相当于尾状叶的左侧部分；
- Ⅸ段（S9），相当于 Couinaud [7] 分段的尾叶的右侧部分；
- 尾状突，一小部分的肝实质，相当于Ⅸ段向中下方延伸的部分。

Nimura [8] 建议将左边的 Ⅰ 段命名为 S1l；右边的Ⅸ段为 S1r，尾状突为 S1c（图 8）。左右尾状叶被 Arantius 管或静脉韧带（来自门静脉脐部的基底部，汇入左肝静脉、左肝和中肝静脉的共干，或直接进入下腔静脉的一个胚胎静脉）分开。S1r 的右侧缘位于门静脉右后支的左侧，上缘横穿中肝和右肝静脉，向膈肌延伸。尾状叶的胆管分支变化很大。它们汇入左、右肝管和肝管汇合部。按照 Nimura 的分类，这些胆管分支被分成 4 组。

- B1ls，来源于 Ⅰ 段上部的胆管分支，进入左肝管；
- B1li，来源于 Ⅰ 段下部的胆管分支，开口于右后叶胆管；
- B1lr，来源于 CouinaudⅨ段的胆管分支，开口于右后叶胆管和左肝管；
- B1lc，来源于尾状突的小胆管分支，开口于右后叶胆管（图 9）。

肝尾状叶的小动脉是由右肝和左肝动脉直接发出。

门静脉的组成可能是不同的：门静脉左干可能发出 2~6 条血管；门静脉右干发出 2~3 条分支；门静脉主干或门静脉分叉发出 1~2 条血管。

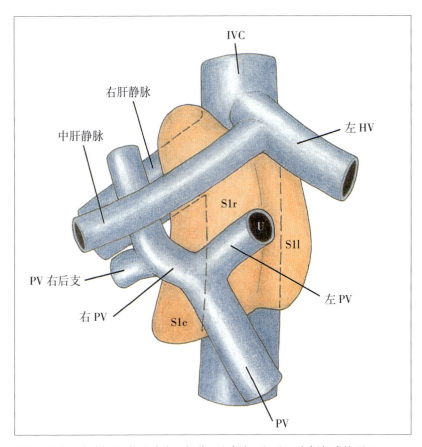

图 8　尾状叶解剖。尾状叶分为 3 部分：左侧部（S1l）；右侧部或按照 Couinaud（S1r）的Ⅸ段；尾状突（S1c）；HV. 肝静脉；U. 门静脉脐部

　　尾状叶的静脉回流血管是由开口于腔静脉的肝短静脉构成，肝短静脉的数量和粗细（1~6mm）都是可变的，长度很短常常仅为几毫米。最后，来自右尾叶的一些小的静脉分支（2~3 个）直接汇入中肝静脉。

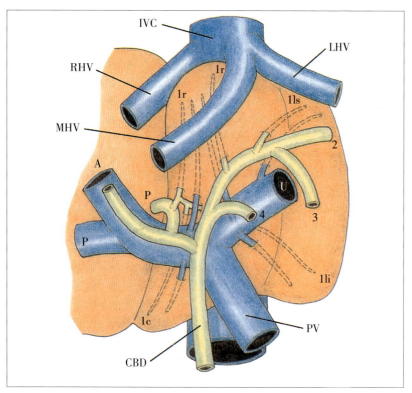

图 9 尾状叶与胆管、门静脉和肝静脉的外科解剖。IVC. 下腔静脉；RHV. 右肝静脉；MHV. 中肝静脉；LHV. 左肝静脉；CBD. 胆总管；PV. 门静脉；1r. 右尾状叶的胆管分支；1ls. 左尾状叶上部的胆管分支；1li. 左尾状叶下部的胆管分支；1c. 尾状突的胆管分支（数字代表 Couinaud 解剖分段）

参考文献

1. Ozden I, Kamiya J, Nagino M et al (2002) Clinicoanatomical study on the infraportal bile ducts of segment 3. World J Surg 26(12):1441–1445
2. Ohkubo M, Nagino M, Kamiya J et al (2004) Surgical anatomy of the bile ducts at the hepatic hilum as applied to living donor liver transplantation. Ann Surg 239(1):82–86
3. Nimura Y, Hayakawa N, Kamiya J et al (1995) Hilar cholangiocacinoma: surgical anatomy and curative resection. J Hepatobiliary Pancreat Surg 2:239–248
4. Nimura Y (1997) Surgical anatomy of the biliary ducts. In: Rossi P, Bezzi M (eds) Biliary tract radiology. Springer, Berlin, pp 21–30

5. Kawarada Y, Das BC, Taoka H (2000) Anatomy of the hepatic hilar area: the plate system. J Hepatobiliary Pancreat Surg 7(6):580–586
6. Couinaud C (1989) Surgical anatomy of the liver revisited. Couinaud, Paris
7. Couinaud C (1994) The paracaval segment of the liver. J Hep Bil Panc Surg 2:145–151
8. Nimura Y, Hayakawa N, Kamiya J et al (1990) Hepatic segmentectomy with caudate lobe resection for bile duct carcinoma of the hepatic hilus. World J Surg 14(4):535–543; Discussion 544

外科治疗

合理的外科治疗要依据肿瘤的径向和纵向范围（T 分类），以及淋巴结（N）和转移（M）的情况。如"术前的肝功能评估"所述，精确的术前评估往往很难做到。

除了日本研究机构的少数报道外，文献中仍缺乏淋巴结扩散及预后相关的重要数据。目前，外科手术的选择主要取决于肿瘤的局部状况。现在肿瘤可切除的标准与过去不同，门静脉和／或动脉受侵犯不再是手术切除的绝对禁忌证。

过去肝门胆管癌的手术治疗是采用胆管切除和有限的肝切除等方法。最近文献上的数据显示，联合肝切除显著地增加了 R0 的切除率，远期效果也明显改善。相反，常规的尾状叶切除的指征现仍在争论中。

切除术后的并发症发生率和死亡率的减少主要得益于术前肝功能的改善（胆道引流、门静脉栓塞），选择更适宜的病人和提高外科技术。

手术方式的选择是由肿瘤的分期和扩散状况决定的，制订手术方案的前提是保证更高的切除率而使手术的预后效果更好。

一般原则

就肿瘤分期和根治性治疗方面，肝门胆管癌仍然是一个最难处理的问题。长期以来人们一直认为是手术切除，彻底清除所有癌组织为患者提供了唯一治愈和长期生存的机会。事实上，多项研究已经证实了实施切缘阴性的肝切除的重要性（表 1）。

对于患者的选择，哪些人适合做扩大的肝切除术，哪些人适合

表 1　肝门胆管癌患者的根治性切除率

作者	年份	病例数(例)	切除率	根治性切除率
Jarnagin[1]	2001	225	36%	78%
Launois[2]	2000	552	32%	—
Lee[3]	2000	151	85%	—
Neuhaus[4]	2003	133	—	60%
Nimura[5]	2000	177	80%	70%
Puhalla[6]	2003	88	42%	33%
Tsao[7](Lahey)	2000	100	25%	28%
Tsao[7](Nagoya)	2000	155	79%	78%
Uchiyama[8]	2003	57	58%	64%
Yi[9]	2004	197	61%	41%
Otto[10]	2007	99	71%	75%

做右肝叶或左肝叶切除术，以及是否有必要常规行尾状叶切除还存在争议。

缺乏共识的主要原因是在手术切除之前甚至是在剖腹探查术中，难以准确诊断肿瘤近端扩散程度。肝门部胆管癌外科治疗的主要目的不仅要达到根治性的切除，同时也必须遵循以下原则：

1.胆道的 R0 切除和维持良好的肝功能，残余肝不得少于 30%～40%。

2.近端和远端胆道断端要经冰冻切片证实，无瘤切缘与肿瘤最近距离不得少于 1cm。

3.单独切除尾状叶，或联合尾状叶的扩大肝切除术。

4.清扫肝十二指肠韧带的淋巴结和结缔组织（12a、12p、12b 组），胰头上、后淋巴结（胰腺上、后 13a 组），以及肝总动脉周围淋巴结（8 组）。

5.根据病变的主要部位（肿瘤的纵向扩散），决定是否有右肝叶或左肝叶切除的指征。

6.非接触（no-touch）技术，以防止肿瘤播散。

7.避免术中开放式的肿瘤活检。

8.由于存在肿瘤细胞播散的风险，要保持术野清洁，避免胆汁污染。

由于肿瘤与门静脉汇合部、右肝动脉和肝实质的密切关系，如果不进行仔细评估，上述的原则就很难叙述清楚。

由于延误诊断及胆道缺少肌层组织，肿瘤很容易迅速扩散到周围结构中。此外，还因为在此种肿瘤中，浸润生长的方式最多见，以至于肿瘤可以沿着管道周围和 Glisson 系统快速播散。这些就是为什么外科手术的原则要选择获得足够的无瘤切缘，最小距离至少为 1cm，而不是局限性的切除。

切除可能性的评估

因为肿瘤切除是唯一有效的治疗，所以肝门部胆管癌患者的评估主要是判断肿瘤切除的可能性。作为总的原则，可切除的肿瘤和行 R0 切除必须以有足够的血管及胆管引流、功能良好的剩余肝脏为前提。

近 20 年里，可切除的定义有了改变，但标准仍然没有统一，尤其在日本和西方学者之间。

下面的问题必须认真考虑：

1. 患者的身体状况和肝功能状况。
2. 肿瘤侵犯胆管的程度。
3. 血管受侵犯。
4. 存在肝叶萎缩。
5. 淋巴结受侵犯。
6. 存在远处转移。

患者因素

外科医生首先要评估患者的身体状况是否能够适合做通常包括肝切除在内的大型手术。如果患者在医学上不适于手术，或者不能耐受大手术，或伴有重大的伴发疾病，如慢性肝病、肝硬化和 / 或门静脉高压症患者，通常被排除在手术之外。

肿瘤侵犯胆管程度

肝门部胆管癌的浸润生长包括纵向和径向浸润程度。纵向浸润包括肿瘤沿黏膜和黏膜下的扩散，与肿瘤的大体类型有关 [11]。前者更常见于乳头型和结节型，在 40% 的病例中肿瘤可以播散超过肿瘤边缘 20mm；后者是典型的浸润生长，浸润深度平均在 6mm。Ebata [12] 分析了 80 例显微镜下切缘阳性的手术切除标本，观察到所有黏膜下浸润型的患者肿瘤播散都少于 10mm，而非浅表浸润型（原位癌）90% 的病例局限在 20mm 以内。这表明，大体标本的切缘距肿瘤边缘 10mm 被认为是浸润型肝外胆管癌确切的根治性切除，但是这需要额外切除一些未受侵的组织。

手术切缘存在浸润性癌使得预后不良，而手术切缘有原位癌的与切缘阴性的生存率无统计学差异 [13]。如果技术上可行，术中切缘阳性的建议行扩大的胆管切除，但是在临床上区别原位癌和浸润癌是很重要的。

如果肿瘤的范围已明确发现是向外周扩散，侵犯到双侧二级肝段的二级胆管根部时，通常认为是无法切除的。一些 PVE 后剩余肝脏的功能良好和体积至少为 40% 的 Bismuth-Ⅳ 型的肿瘤病例，可以选择进行左 / 右三叶的肝切除术。

肿瘤径向扩散浸润至肝十二指肠韧带以及与胆管关系密切的血管、门静脉和肝动脉的周围结缔组织，这些情况决定了手术中肝切除方式的选择和可能行联合血管切除。

血管受侵犯

门静脉

门静脉被侵犯通常伴有同侧的肝脏萎缩，这并不是手术切除的禁忌证（图 1）。然而，如果考虑晚期的患者行门静脉切除或在扩大右半肝切除时连同门静脉整块切除，其结果是不同的。

Ebata [14] 报道了 52 例联合门静脉切除的研究，根据组织学将切除的门静脉分成三级。

－0 级：没有浸润。

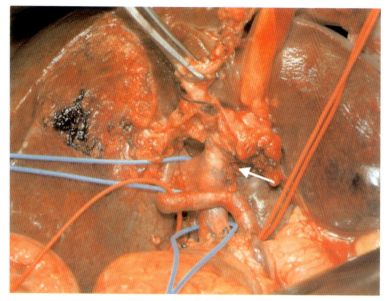

图1　肝十二指肠韧带淋巴结清扫和肝外胆管切除后显示肿瘤浸润门静脉左支（白色箭头）

　　－Ⅰ级：肿瘤浸润仅限于血管的外膜或中间层。

　　－Ⅱ级：肿瘤浸润到血管内膜层。

　　门静脉切除是一个不利的预后因素，但与未切除组相比预后有改善。联合门静脉切除的3年和5年生存率分别为26%和10%，而仅单纯行肝切除的分别为54%和37%（$p<0.0001$）。

　　此外，门静脉受侵犯为Ⅰ级和Ⅱ级的患者生存率与显微镜下门静脉未受侵犯（0级）组的生存率相似，3年生存率为22%对36%，5年生存率为10%对18%（$p=0.1506$）。在多变量分析的结果中，仅大体标本的门静脉受侵犯是不利的预后因素（RR 2.18；$p<0.02$），而显微镜下的门静脉受侵犯则不影响预后。

　　这些学者的结论是肝门胆管癌的门静脉受侵犯不是手术切除的禁忌证，经过选择的患者可以安全地进行肝切除。门静脉切除没有增加手术并发症和死亡率，死亡率大约为10%。

　　Kondo［16］新近报道，在断肝前应用整块切除技术的联合门静脉切除的患者与单纯肝切除患者相比，并发症发生率相近

（48%），患者无死亡。

Neuhaus [15] 报道，用整块切除技术联合门静脉和肝切除的 R0 手术患者 5 年生存率为 65%。但此项研究被质疑的是这组患者在显微镜下确认有门静脉浸润的仅占切除病例的 12%（2/17 例）。尽管术后 60 天内的死亡率（17%）和非根治性切除的病例被排除在研究之外，但结果仍提示联合门静脉切除的肝切除术可以增加患者远期存活的机会。

至于门静脉的侵犯程度，从门静脉主干近端到汇合部被肿瘤包绕，或门静脉闭塞，或双侧门静脉支均被肿瘤包绕都是手术切除的禁忌证。

肝动脉

关于动脉切除的文献资料很少。最近有报道肝动脉切除的病例，主要是在晚期的肝门胆管癌，行扩大左半肝切除术同时切除右肝动脉。但仍然缺乏关于这种手术预后的数据。肝动脉的重建相比门静脉要少，其原因通常是这种情况的都是晚期肿瘤。

Jarnagin [17] 坚持肿瘤侵犯肝固有动脉或保留侧肝脏的动脉时是手术切除的禁忌证。尽管最近的结果显示联合肝动脉切除的大部肝切除的死亡率低（0~8%），说明这种手术可以是很安全的。但是相比无血管切除的肝切除，此种手术显然要承担更高的并发症发生率和死亡率。因此，目前只对能够进行根治性切除的患者行肝大部切除时施行联合肝动脉重建是明智的。

Nagoya 大学的研究显示，只有肿瘤包绕了双侧肝动脉才是手术切除的绝对禁忌证 [5]。

肝叶萎缩

肝叶萎缩通常伴有肿瘤浸润导致的门静脉主干的闭塞（图 2）。除非存在以下情况，否则并非手术禁忌证。

- 一侧叶肝萎缩伴有对侧门静脉支的肿瘤包绕或闭塞；
- 一侧叶肝萎缩伴有对侧的肿瘤扩散至二级胆管根部；
- 单侧的肿瘤扩散到二级胆管根部伴对侧门静脉支包绕或闭塞。

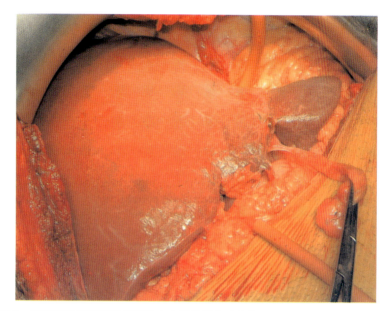

图2   肝门部胆管癌侵犯门静脉左支半伴肝左叶萎缩

淋巴结受侵

肝门部胆管癌的患者伴有淋巴结转移并非少见。最近，Kitagawa [18] 复习文献报道，N0 占 47%，区域淋巴结阳性（N+）占 35%，而主动脉旁淋巴结阳性（N+）占 17%。生存率与淋巴结受侵密切相关：N0 患者 5 年生存率为 31%，区域淋巴结阳性（N+）为 15%，而主动脉旁淋巴结阳性（N+）为 12% [18]。分层分析了主动脉旁淋巴结阳性患者的预后，研究者发现淋巴结"肉眼判定为阴性"预后明显好于"肉眼判定为阳性"，5 年生存率分别为 29% 和 0。

Kosuge [19] 报道，N0 患者平均生存期和中位生存期分别为 79 个月和 39 个月，区域淋巴结阳性分别为 52 个月和 26 个月，而非区域淋巴结阳性分别为 15 个月和 14 个月。N0 患者 5 年生存率为 38%，区域淋巴结阳性为 30%（生存率无统计学差异），而非区域淋巴结阳性 3 年生存率为 0。

目前认为对伴有广泛的、肉眼可见的非区域淋巴结转移的患者行手术切除似乎是不合理的。至少资料上结论更加一致，扩大的淋巴结清扫不能改善肝门部胆管癌患者的生存率，但是我们相信 R0 切除必须要同时进行规范的区域淋巴结清扫。

根据 MSKCC 的分期，Jarnagin [20] 报道，病理证实淋巴结转移超出肝十二指肠韧带（胰腺周围、十二指肠周围、腹腔、肠系膜上或胰十二指肠后淋巴结），就应考虑肿瘤可能无法进行根治性切除。而淋巴结转移到胆囊管、胆管周围及肝门或门静脉淋巴结（即局限在十二指肠韧带内）却不一定是无法根治性切除的条件。此时，进行肝十二指肠和肝门淋巴结（门静脉周围、肝总和肝固有动脉即十二指肠后淋巴结）清扫，如果肉眼怀疑胰腺周围、十二指肠周围、腹主动脉旁及腹腔周围淋巴结有转移，为了确定肿瘤分期，要进行淋巴结活检。

肝外疾病

毗邻器官受侵并不是手术切除的绝对禁忌证。如果认为肿瘤纵向播散到更远的胰腺内胆管和 / 或怀疑胰头、胆管周围大的淋巴结转移，是行联合胰腺切除术（肝胰十二指肠切除术，HPD）的指征。

如存在广泛的淋巴结浸润，由于远处淋巴结转移是不利的预后因素，行 HPD 就不是十分合适的指征。Nimura [21] 首先报道的研究结果显示，手术死亡率为 35%，5 年生存率为 6%。主要的死亡原因分别为术后肝功能不全、胆漏。为减少胰瘘的风险，有学者 [22] 提出了二期行胰腺 – 空肠吻合术的分期手术方法。

Miyagawa [23] 报道，12 例行二期胰腺重建的 HPD，死亡率为 0。

转移性疾病

在术前或术中诊断有远处转移（腹腔、肝、肺等）是手术切除的绝对禁忌证。唯一例外是局限性转移的灶位于预定被切除肝叶，但是这些病例术后尚无存活 5 年的报道。

手术切除指征

应仔细地评估有关病人的身体状况、肝功能及肿瘤扩散的情况，之后再计划具体的外科手术方式。在对肿瘤纵向和径向扩散确切了解基础上，在术前应明确肝切除的方案。

目前还没有按照肿瘤切除的可能性，术前将患者分成亚组的任何临床分期系统。改良的 Bismuth-Corlette 分型 [24] 仅根据肿瘤侵犯胆道的程度将患者分组，而 AJCC 分期系统在很大程度上是根据病理指标，并不适应于术前分期或切除可能性的预测。

最近，决定肿瘤可切性的局部相关因素有：胆管侵犯、血管受累以及肝叶萎缩，由 Jarnagin [1] 提出了一个术前的分期系统。这个最新的分期系统似乎与切除的可能性（T1 为 60％，T2 为 30％，T3 为 0）和存在肝外疾病（T1 为 21％，T2 为 43％，T3 为 41％）存在相关性 [1]。遗憾的是，它对于拟定手术方式没有帮助。

最后外科的手术方式取决于对胆管纵向浸润程度的评估，它关系到术中肝脏切除的确切范围和胆道重建类型。判断血管受侵犯可能有助于确定进行肝切除术的方式，决定切除左侧还是右侧。肝切除的范围需要评价基础肝功能和拟保留肝的百分比，拟保留肝不可少于总体积的 30％~40％。表 2 显示根据肿瘤侵及的肝段胆管而进行不同肝切除的指征。

单独肝外胆管切除术

单独肝外胆管切除适用于 Bismuth-Corlette 分型的Ⅰ、Ⅱ型。依据以下几点，对于这种手术的指征有许多批评的意见，从肿瘤学角度及手术的远期效果来看，这种方法的切除范围是不充分的。

- 关于肿瘤纵向的侵犯程度，胆管造影不能提供足够准确的信息。
- 肝门部胆管癌在肿瘤的近侧缘常表现为黏膜下的肿瘤浸润，而胆管造影上不能提示。

表 2　依据胆道造影结果的肝切除策略（改编自 [7]）

胆管造影显示胆管癌的程度	推荐的切除方式
肝外胆管切除	
无汇合部梗阻的胆总管癌	单独肝外胆管切除术
尾状叶切除	
胆管汇合部和尾状叶分支	单独尾状叶切除术
中央肝切除术	
左内叶胆管（B4）	联合尾状叶的左内叶切除术
右前叶胆管（B5，B8）	联合尾状叶的右前叶切除术
右前叶（B5，B8）和左内叶（B4）胆管	联合尾状叶的中央肝切除术
右肝切除术	
右前叶（B5，B8）和右后叶（B6，B7）胆管	联合尾状叶的右半肝切除术
右前叶（B5，B8）、右后叶（B6，B7）和左内叶（B4）胆管	联合尾状叶的右三叶切除术
左肝切除术	
左外叶（B2，B3）和左内叶（B4）胆管	联合尾状叶的左半肝切除术
左外叶（B2，B3）、左内叶（B4）和右前叶（B5，B8）胆管	联合尾状叶的左三叶切除术

– 跳跃型的病变使得用影像和活检的方式评估肿瘤的特征很困难。

此外，多变量分析结果显示，在切缘阴性的患者中，肝切除是唯一能改善生存率的独立预后因素，提示过于局限性的切除对于肿瘤的完全清除是无效的。

MKCC 的系列研究显示，单独胆管切除者没有存活 5 年的 [20]。Miyazaki 也得出了相似的结果，单独胆管切除的术后 5 年生存率为 0，而联合肝切除为 27% [25]。Nimura [5] 报道了较大样本的研究，包括 8 例单独胆管切除和 100 例联合肝切除的 R0 手术结果。所有单独胆管切除的患者均在 65 个月内死亡。Neuhaus [5] 也证实了这些结果，他报道单独胆管切除和联合肝切除 R0 切除的患者术后 5 年生存率分别为 0 和 35%。

此种术式的肿瘤复发的百分率很高，可以高达 76%，复发部位主要是在近端切缘 [26]。

因此，此术式的指征仅限于早期肿瘤患者（T1 和 T2）和术前肝功能差的手术切除风险高的患者。而且由于内镜和经皮穿刺引流效果更好，单独胆管切除也不再是姑息治疗较好的指征了。

单独尾状叶（S1）切除术

当肿瘤侵犯胆管汇合部时，因为侵犯胆管分支的几率很大，为 48%~96% [27]，通常是联合尾状叶切除的指征。肿瘤的浸润主要沿以下 3 个途径：

- 沿胆管上皮浸润；
- 直接浸润尾状叶实质；
- 在尾状叶胆管周围的间质中扩散。

Nimura [28] 首先强调了联合尾状叶切除的重要性，且很大程度上已被接受。Sugiura [29] 首先报道了尾状叶切除的临床价值，联合尾状叶的肝切除术后 5 年生存率为 46%，而未切除尾状叶为 12%。

联合肝外胆道的单独尾状叶切除术适应证很少，仅限于肿瘤生长在胆道汇合部和局限于右肝管和左肝管之间，且仅侵及尾状叶分支的病例。单独尾状叶切除术的效果似乎不如那些更扩大的肝切除术：Kondo [30] 报道，单独尾状叶切除术后 3 年生存率为 30%，而联合右肝切除为 75%（$p=0.013$）。

中央肝切除术

中央肝切除术包括联合尾状叶的左内叶肝切除术（S1+S4）、联合尾状叶的右前叶切除术（S1+S5，S8）和联合尾状叶的中央双叶肝切除术（S1+S4，S5，S8），这主要是由日本学者提出的 [5，31-32]。

这些"保留肝实质"的肝切除术是在仍保证根治性 R0 切除可

能的前提下，实施有限的肝切除，以尽量减少发生肝衰竭高风险患者术后的风险。这些方法有时也会受到质疑：通常这种切除操作起来很困难，因为它需要做肝实质的两个离断面和尾状叶切除，增加了术后并发症的发生率（胆漏），而且不可能获得足够长度的胆道切缘。此外，术中需要保护门静脉分叉部，特别是左、右肝动脉，尤其是当肝右动脉恰好走行在胆管汇合部的腹侧且距离非常接近时，能否达到肿瘤学的根治要求存在问题。还需要做更多的吻合口，胆管－消化道重建更复杂。

Shimada［32］将大部肝切除术与保留肝实质肝切除术的结果进行比较。可能的治愈率（R0∶R1）前者为 77%，后者为 54%，与单纯胆道切除的（50%）结果非常相近。两者发生并发症的百分比相当（47% 对 54%），但保留肝实质肝切除术后发生胆漏的更多（27% 对 3%），原因可能是更大的原始肝切除面，或是更多数目的胆肠吻合口（4.8 ± 1.8）。保留肝实质肝切除术的死亡率为 0，而大部肝切除术为 13%，5 年生存率分别为 15% 和 25%。

保留肝实质肝切除术的非根治性切除原因几乎都是由于近端胆管切缘显微镜下的浸润［33］或门静脉分支或肝动脉残余肿瘤［7］。

因此，保留肝实质肝切除术应严格限于发生肝功能衰竭的高风险病人，同时要求肿瘤纵向明确局限于在右肝管或左肝管，没有侵犯任何叶间胆管或径向侵犯相邻的器官。

扩大右肝切除术

当肿瘤主要侵及的部位是右肝管或左右肝管同时被侵犯（Bismuth–Corlette 分型为 Ⅰ、Ⅱ、Ⅲa、Ⅳ型）时，适于行扩大的右侧肝切除或右三叶切除术。

在肿瘤侵及右肝管还没有扩散到 B4 胆管时，适于行联合肝尾状叶切除的扩大右肝切除术（S1+S5，S6，S7，S8）；反之，如果有B4 胆管延续部分的浸润，则适于行联合尾状叶切除的右三叶切除术（S1+S4，S5，S6，S7，S8）。

大多数学者相信这些术式可以保证较高的根治率和最佳的远期效果，特别是如果术中应用"不接触肿瘤技术"和"门静脉切除原则"［4］。

右肝切除术比左肝切除术更可能做到切缘阴性，这是由以下的解剖学因素所决定的。

- 胆总管位于肝十二指肠韧带右侧，肝右动脉在其近端的背侧经过。因此这个位置上的肿瘤经常侵及肝右动脉，而左、中肝动脉沿肝十二指肠韧带的左侧走行，直至横部末端才与胆管有关（特殊的肿瘤可以走行在肝十二指肠韧带左侧）。
- 没有必要解剖肿瘤附近的结构。门静脉分叉可能会被切除，因此无须加以解剖。门静脉主干与门静脉左支的端端吻合可使血管有一定的拉直，从而避免与右支吻合出现的扭曲情况。
- 通常左外叶和左内叶之间肝实质的断面很小。
- 左肝管的肝外部分更长，到叶间胆管的距离比右肝管更远。
- 在行右半肝切除时联合全尾状叶切除比行左半肝切除术时更容易。
- 当肿瘤侵及门静脉时，门静脉切除是必要的。左侧门静脉重建比右侧门静脉的重建相对容易，这是由于门静脉左支横部的肝外部分较长。

Neuhaus［4］报道应用"不接触式技术"的原则行右三叶切除和门静脉切除，联合门静脉切除的 R0 切除患者 5 年生存率为 72%，没有门静脉切除的右三叶切除的 R0 切除患者为 52%，而行简单的右肝切除术的患者仅为 23%。

扩大左肝切除术

扩大左肝切除术适于肿瘤侵及肝门部的胆管汇合部并向左侧扩散至左肝管（联合尾状叶切除的扩大左肝切除术，S1+S2，S3，S4），或当肿瘤侵及整个左叶并扩散到右前叶（联合尾状叶的左三叶切除术，S1+S2，S3，S4，S5，S8）。

左侧肝切除相比右侧需要解剖更多的肝实质。此外右侧门静脉短，决定了对门静脉切除的要求更高，而且还因为肝右动脉邻近肝门部胆管癌肿瘤，可能容易造成游离过程中镜下的肿瘤种植。右肝管到叶间胆管分叉的行程较短（约 5mm）这可能使它很难获得足够距离的切缘。因此，许多研究者报道左侧肝切除比右侧切除 5 年生存率要低（28% 对 50% [7] 和 34% 对 44% [28]）。Kondo [24] 也证实，右侧肝切除比左侧肝切除的生存率结果更好（p>0.0013）。

参考文献

1. Jarnagin WR, Fong Y, DeMatteo RP et al (2001) Staging, resectability, and outcome in 225 patients with hilar cholangiocarcinoma. Ann Surg 234(4):507–517; discussion 517–519
2. Launois B, Reding R, Lebeau G, Buard JL (2000) Surgery for hilar cholangiocarcinoma: French experience in a collective survey of 552 extrahepatic bile duct cancers. J Hepatobiliary Pancreat Surg 7(2):128–134
3. Lee SG, Lee YJ, Park KM et al (2000) One hundred and eleven liver resections for hilar bile duct cancer. J Hepatobiliary Pancreat Surg 7(2):135–141
4. Neuhaus P, Jonas S, Settmacher U et al (2003) Surgical management of proximal bile duct cancer: extended right lobe resection increases resectability and radicality. Langenbecks Arch Surg 388(3):194–200
5. Nimura Y, Kamiya J, Kondo S et al (2000) Aggressive preoperative management and extended surgery for hilar cholangiocarcinoma: Nagoya experience. J Hepatobiliary Pancreat Surg 7(2):155–162
6. Puhalla H, Gruenberger T, Pokorny H et al (2003) Resection of hilar cholangiocarcinomas: pivotal prognostic factors and impact of tumour sclerosis. World J Surg 27(6):680 684
7. Tsao JI, Nimura Y, Kamiya J et al (2000) Management of hilar cholangiocarcinoma: comparison of an American and a Japanese experience. Ann Surg 232(2):166–174
8. Uchiyama K, Nakai T, Tani M et al (2003) Indications for extended hepatectomy in the management of stage IV hilar cholangiocarcinoma. Arch Surg 138(9):1012–1016
9. Yi B, Zhang BH, Zhang YJ et al (2004) Surgical procedure and prognosis of hilar cholangiocarcinoma. Hepatobiliary Pancreat Dis Int 3(3):453–457
10. Otto G (2007) Diagnostic and surgical approaches in hilar cholangiocarcinoma. Int J Colorectal Dis 22(2):101–108
11. Sakamoto E, Nimura Y, Hayakawa N et al (1998) The pattern of infiltration at the proximal border of hilar bile duct carcinoma: a histologic analysis of 62 resected cases. Ann Surg 227(3):405–411
12. Ebata T, Watanabe H, Ajioka Y et al (2002) Pathological appraisal of lines of resection for bile duct carcinoma. Br J Surg 89(10):1260–1267
13. Wakai T, Shirai Y, Moroda T et al (2005) Impact of ductal resection margin status on long-term survival in patients undergoing resection for extrahepatic cholangiocarcinoma. Cancer 103(6):1210–1216
14. Ebata T, Nagino M, Kamiya J et al (2003) Hepatectomy with portal vein resection for hilar cholangiocarcinoma: audit of 52 consecutive cases. Ann Surg 238(5):720–727
15. Neuhaus P, Jonas S, Bechstein WO et al (1999) Extended resections for hilar cholangiocarcinoma. Ann Surg 230(6):808–818; discussion 819

16. Kondo S, Katoh H, Hirano S et al (2003) Portal vein resection and reconstruction prior to hepatic dissection during right hepatectomy and caudate lobectomy for hepatobiliary cancer. Br J Surg 90(6):694–697
17. Jarnagin WR, Bowne W, Klimstra DS et al (2005) Papillary phenotype confers improved survival after resection of hilar cholangiocarcinoma. Ann Surg 241(5):703–712; discussion 712–714
18. Kitagawa Y, Nagino M, Kamiya J et al (2001) Lymph-node metastasis from hilar cholangiocarcinoma: audit of 110 patients who underwent regional and paraaortic node dissection. Ann Surg 233(3):385–392
19. Kosuge T, Yamamoto J, Shimada K et al (1999) Improved surgical results for hilar cholangiocarcinoma with procedures including major hepatic resection. Ann Surg 230(5):663–671
20. Jarnagin WR, Shoup M (2004) Surgical management of cholangiocarcinoma. Semin Liver Dis 24(2):189–199
21. Nimura Y, Hayakawa N, Kamiya J et al (1990) Hepatic segmentectomy with caudate lobe resection for bile duct carcinoma of the hepatic hilus. World J Surg 14(4):535–543; discussion 544
22. Nimura Y, Hayakawa N, Kamiya J et al (1991) Hepatopancreatoduodenectomy for advanced carcinoma of the biliary tract. Hepatogastroenterology 38(2):170–175
23. Kubota K, Makuuchi M, Takayama T et al (2000) Appraisal of two-staged pancreatoduodenectomy: its technical aspects and outcome. Hepatogastroenterology 47(31):269–274
24. Miyagawa S, Makuuchi M, Kawasaki S et al (1996) Outcome of major hepatectomy with pancreatoduodenectomy for advanced biliary malignancies. World J Surg 20(1):77–80
25. Bismuth H, Nakache R, Diamond T (1992) Management strategies in resection for hilar cholangiocarcinoma. Ann Surg 215(1):31–38
26. Miyazaki M, Ito H, Nakagawa K et al (1998) Aggressive surgical approaches to hilar cholangiocarcinoma: hepatic or local resection? Surgery 123(2):131–136
27. Mittal B, Deutsch M, Iwatsuki S (1985) Primary cancers of extrahepatic biliary passages. Int J Radiat Oncol Biol Phys 11(4):849–854
28. Ogura Y, Kawarada Y (1998) Surgical strategies for carcinoma of the hepatic duct confluence. Br J Surg 85(1):20–24
29. Sugiura Y, Nakamura S, Iida S et al (1994) Extensive resection of the bile ducts combined with liver resection for cancer of the main hepatic duct junction: a cooperative study of the Keio Bile Duct Cancer Study Group. Surgery 115(4):445–451
30. Kondo S, Hirano S, Ambo Y et al (2004) Forty consecutive resections of hilar cholangiocarcinoma with no postoperative mortality and no positive ductal margins: results of a prospective study. Ann Surg 240(1):95–101
31. Kawarada Y, Isaji S, Taoka H et al (1999) S4a+S5 with caudate lobe (S1) resection using the Taj Mahal liver parenchymal resection for carcinoma of the biliary tract. J Gastrointest Surg 3(4):369–373
32. Shimada H, Endo I, Sugita M et al (2003) Is parenchyma-preserving hepatectomy a noble option in the surgical treatment for high-risk patients with hilar bile duct cancer? Langenbecks Arch Surg 388(1):33–41
33. Tashiro S, Tsuji T, Kanemitsu K et al (1993) Prolongation of survival for carcinoma at the hepatic duct confluence. Surgery 113(3):270–278

手术技巧

肝门部胆管癌的手术切除通常是一个具有挑战性的手术。正确地完成 R0 切除必须要经过术前仔细评估和详尽计划，要考虑肿瘤纵向和径向的程度、淋巴结受累、血管浸润以及解剖变异等情况。

手术切除包括胆管切除联合肝切除和区域淋巴结清扫。随后是采用 Roux-en-Y 空肠祥行胆肠吻合的重建。

患者体位

患者在手术台上呈仰卧位，左臂以合适的角度固定好，右臂在原位。在胸部 D9 ~ D10 水平放置充气垫，可能有助于肝脏的显露。皮肤消毒范围上高于乳头，下达耻骨联合，两侧至腋中线。将提升肋缘的自动拉钩的交叉杆或类似的装置安装、固定在手术台上。

切　口

大多数采用右侧肋缘下切口，可向左侧、向剑突延伸到中线，能够提供良好的显露。最好是先做一个较小的右肋缘下切口，可探查腹腔和判断肿瘤切除的可能性。

在只需要行单独胆道切除或有限的左肝切除的特殊情况下，可做正中切口。

术中探查

腹部探查是完成肿瘤分期和准确判断切除可能性的一个基本过

程。

在这一过程中，通过触诊初步探查围肝门区，检查有无腹膜或淋巴结转移。然后寻找远处的腹膜或淋巴结转移灶，如果有指征就要做冰冻切片。

应记住，只有当肝蒂中的结构解剖和分离完成后，才能进行可切性的正确而完整的评估。此时才可以正确评价门静脉和动脉血管受浸润的可能。如先前所描述的，所有病例需经术中肝脏的超声检查完成分期的判定。

肝蒂的解剖及淋巴结清扫术

解剖肝蒂通常以游离肝动脉开始，接下来是游离胆道和门静脉。

肝动脉的游离从肝总动脉开始，将其游离后用橡皮筋牵引。游离此处可以清除第 8 组和 12a 组周围的神经和淋巴结构。继续向肝门分离（图 1），适当地解剖肝动脉、胃十二指肠动脉和随后的一级动脉分支（右、中和左肝动脉）。这时必须注意寻找副肝动脉分支或经常发生的解剖变异。

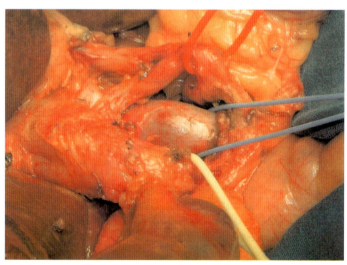

图 1　肝十二指肠韧带淋巴结清扫后的肝门区

　　游离十二指肠球部和切除胆囊后，开始解剖胆道。然后清除 12b 组和第 13 组淋巴结。切断远端胆管之前上胆管牵引带，这样便于在解剖肝十二指肠韧带时游离门静脉和清扫 12p 组淋巴结。只有在此时，才能明确血管的浸润情况和肿瘤切除的可能性。适当地向下牵拉胆管和肝动脉，可以准确地发现潜在的门静脉上方的肿瘤浸润。如果存在门静脉或肝动脉受侵犯，可按下面描述的方法行联合血管切除重建的肝切除术。

　　在胰腺水平上切断远端胆管，封闭胆道残端，结束肝蒂的解剖分离。要小心避免溢出胆汁，因为其中可能含有活的癌细胞。远端胆管的切缘送做冰冻切片，进行组织学检查。

　　完成肝十二指肠韧带和肝门所有的淋巴结清扫后，最好探查胰十二指肠和主动脉旁淋巴结，如果肉眼怀疑是阳性的应该切除，以备判定肿瘤分期用。

　　此时可以根据原定计划进行或适当地改变手术方案。

单独胆管切除术

　　现今单独胆管切除的适应证很少，只有原发肿瘤恰好位于胆总管中段，而且没有浸润和扩散，没有侵及门静脉或动脉。这也是合并肝硬化或伴发其他严重疾病而无法耐受肝切除手术的高风险患者的一个选择。它被认为是一种创伤小但根治性差的手术方式。完成了肝蒂的淋巴结清扫和远端胆管在十二指肠水平上切断后，由于可从后路到达肝门，使左、右两侧的 Glisson 鞘的位置变浅了，这就便于整块地切除 Glisson 鞘及肝内胆管。从门静脉血管平面分离胆管汇合部时要特别注意右肝动脉走行在胆管汇合部的后面。一旦左、右肝管显露出来，缝支持线标记后切断。因为左肝管较右侧长，左侧胆管的切线通常远离胆管汇合部。在右侧，由于胆管短，切断线应在右前、右后支的汇合部。胆管汇合部的后面可见几支发自尾状叶的胆管，可结扎或与消化道吻合（图 2）。

　　做一个长 50~60cm Roux-en-Y 的空肠袢，与左、右肝管用 5—0 的 PDR ® 缝线进行间断或连续缝合，恢复消化道的连续性。

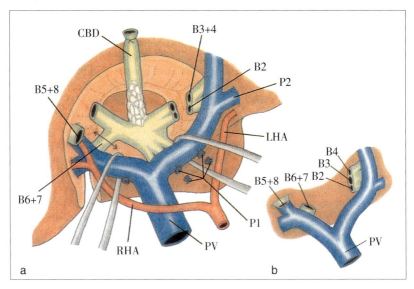

图 2   单独的胆管切除。a. 胆总管向头侧翻转来显露右前叶和尾状叶的胆管分支；b. 左右侧胆管断端的手术野，数字代表 Couinaud 段；PV. 门静脉；CBD. 胆总管；RHA. 右肝动脉；LHA. 左肝动脉

单独尾状叶切除术（S1）

　　联合肝外胆道切除的单独肝尾状叶切除的适应证相当罕见，仅限于肿瘤明确在左、右肝管汇合部之间并侵犯尾状叶的患者。肝尾状叶的切除，由于其位置特殊，通常需要完全游离肝脏。

　　手术开始于肝十二指肠韧带的解剖游离，淋巴结的清扫及胰腺上的胆管横断的方法如前所述。随后结扎及切断尾状叶的动脉和门静脉分支。切断小网膜并结扎、切断 Arantius 导管，使尾状叶的头侧部分游离，此后将尾状叶从下腔静脉游离下来。将尾状叶朝右侧牵拉后，从左侧将所有的肝静脉小分支结扎切断，显露下腔静脉的前面到与左肝静脉的汇合部，即尾状叶的上限。

　　尾状叶的右半部分仍通过尾状突（一薄层的肝实质连接）与 S7 段连接，很容易分开。胆管的横断线左侧在 S2、S3 和 S4 水平，右侧在右前、右后胆管水平（图 3）。

此时由于要做的吻合口数目多，以及手术术野较深，胆道 - 消化道的连续性重建非常困难，并具有挑战性。

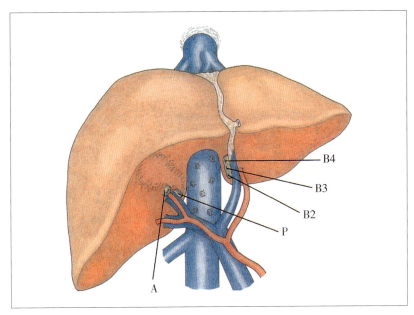

图 3　单独的尾状叶切除术。左侧胆管在脐板的右侧切断（B4-B3-B2），右侧在右前、右后叶胆管切断

联合尾状叶切除的右半肝切除术（S4a，S5，S6，S7，S8+S1）

联合尾状叶切除的右半肝切除术适用于肿瘤侵犯右前、右后叶胆管，可以保留左内叶的 S4 段胆管的情况。

切除包括肝右叶、尾状叶，如果有指征还应包括 S4 段的尾状叶部分（4a），以保证胆道切除的足够长度。

游离十二指肠及清扫胰腺后淋巴结之后，在胰腺水平上横断远端胆管，送冰冻经组织学确认胆管切缘为阴性。肝十二指肠韧带淋巴结清扫后，分离肝门区的血管。寻找和确认肝动脉的解剖变异和

副支。仔细分离肝动脉的一级分支，特别要注意保护好在腹侧向门
静脉左支走行的中肝动脉。随后切断尾状叶的动脉和门静脉分支，
准备游离尾状叶。源自左、右肝动脉的动脉分支有时很难发现。门
静脉发出的分支数目不定，从门静脉左支发出 2~6 支，从右支发出
2~3 支，直接从分叉部发出 1~2 支。随后结扎切断肝右动脉及门静
脉右支。

切断左三角韧带、冠状动脉和小网膜，游离肝左叶。如果发现
左肝动脉的副支，必须予以保留。此时宜在汇合部结扎汇合到左肝
静脉或下腔静脉的 Arantius 导管。为了完全游离尾状叶以及连同肝
右叶整块切除，这个步骤是必不可少的。

切断右侧三角和冠状动脉韧带完成肝右叶的游离。双重结扎和
切断进入下腔静脉的所有肝短静脉。这时尾状叶完全脱离了腔静
脉。然后分离肝右静脉，将其横断，再用血管闭合器或 prolene 线
缝合。

经超声确认中肝静脉的走行后，头侧沿 Cantlie 线尾侧向镰状韧
带右侧 S4 段（S4a）分离肝实质，以使胆管的切缘无瘤。在肝切除
的过程中可以看到肝中静脉，近一半的左内叶上段（4b）的回流血
管应予以保留（图 4）。

此时左外叶后面的尾状叶可以翻转并向腹侧牵拉。最后，缝牵
引线标记后横断胆管，整块切除肝右叶连同尾状叶和肝外胆管。横
断的胆管残端为 S4、S3 和 S2，恰好位于门静脉左支脐部的右侧
（图 4）。

采用 Roux-en-Y 空肠袢与胆管残端吻合建立胆肠的连续性。空
肠袢经结肠后—胃前或结肠后—胃后到达吻合处。

吻合使用可吸收的 5—0 单丝线间断或连续缝合。最好放置跨越
吻合口的胆道引流管，通过空肠袢引出。

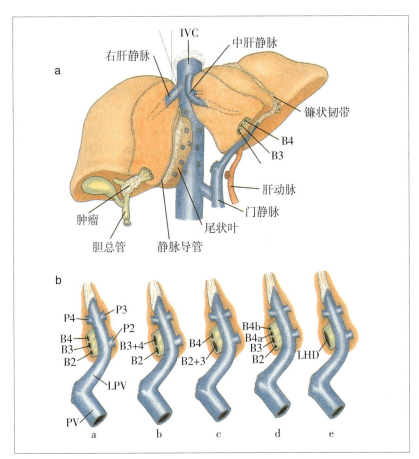

图 4　联合尾状叶的右肝切除术。a. 要获得胆管无瘤的手术切缘，切断线的尾部要正对镰状韧带的右侧；b. 左侧胆管断端的变异

联合尾状叶切除的右三叶切除术（S4，S5，S6，S7，S8+S1）

联合尾状叶切除的肝右三叶切除术适于肝门部胆管癌侵犯右肝内胆管与左内叶胆管（S4）结合部。

胰腺后和肝十二指肠韧带淋巴结的清扫、远端胆管的切断和尾

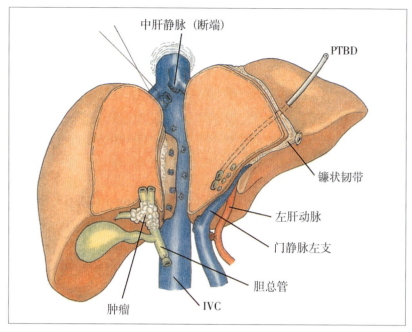

图5   联合尾状叶切除的右三叶切除术，断面邻近镰状韧带的右缘

状叶的游离方法与上述的右肝切除术相同。右肝和中肝动脉及右门静脉被切断和结扎，完成肝右叶的游离和肝右静脉的切断和缝扎。

肝实质切线沿镰状韧带的右侧进行。当分离到门静脉脐部，左外叶的胆管即显露在门静脉脐部的右上方，进行无瘤切除（图5）。

如果切缘有浸润，胆管切除可以扩延至脐部的左侧。通过谨慎游离和切断源自脐部头侧的 S4 段的门静脉分支暴露脐板。最后结扎头侧的 Arantius 导管，使门静脉左干从脐板完全分离下来。然后在脐板的左侧缘切断胆管，S2 和 S3 分别切断。这种手术操作被 Nagino [1] 称为 "解剖性的肝右三叶切除"（图6，图7）。

继续向后分离肝实质直至肝中静脉的起始部，切断并以 4—0 prolene 线缝扎。

因为前面已将 Arantius 导管切断，此时就可以将 S1 段连同肝右叶、左内叶及肝外胆管在腹侧整块地切除。用前述的 Roux-en-Y 方式重建胆道的连续性。

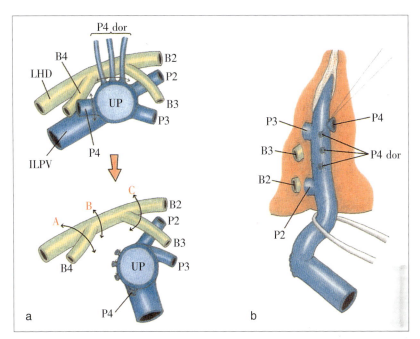

图 6　a. 通过结扎 2 段的小分支（P4 dor）来完全分离脐板，切断线分别在 B2，B3 段胆管上，左侧胆管的三种切断线：（A）右半肝切除术；（B）右三叶切除术；（C）解剖性右三叶切除术；UP. 脐板。b. 数字代表按 Couinaud 分段：（B）肝段的胆管分支；（P）肝段的门静脉分支

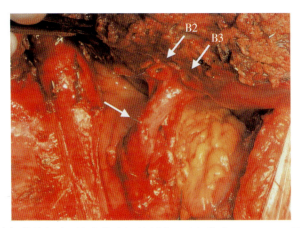

图 7　联合门静脉切除（白色箭头）的肝右三叶切除术。B2，B3，Ⅱ、Ⅲ段的胆管

联合尾状叶切除的左半肝切除术（S2，S3，S4+S1）

联合尾状叶切除的扩大左半肝切除术的指征是确定胆道汇合部的肿瘤扩展到左肝内胆管时的指征。

肝门部解剖游离并结扎尾状叶的动脉和门静脉分支之后，结扎左肝、中肝动脉及门静脉左干。

切断左三角及冠状韧带，完全游离肝左叶。切开小网膜，从下向上游离尾状叶的左侧部分，直至 Arantius 导管与左肝或下腔静脉汇合处，在此将其结扎切断。将左肝静脉结扎并与中肝静脉分离后，尾状叶完全从下腔静脉游离下来。

这时沿 Cantlie 线进行肝实质的分离。为了显露右前叶胆管（S5 和 S8）的切断线，应稍微偏向右前叶。在远离肿瘤并保证无瘤的条件下，预留牵引线后横断右前叶胆管。

进行右后叶胆管后方的肝脏分离，右后叶胆管（S6，S7）显露在门静脉右支的头侧，缝合牵引线后横断胆管，要做到胆管切缘无瘤（图8）。

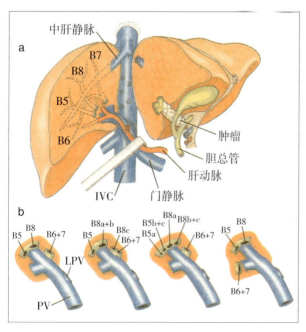

图8 a. 联合尾状叶切除的左半肝切除术，沿 Cantlie 线的肝切面；IVC. 下腔静脉。b. 无瘤切除右前、右后叶胆管吻合的可能性与解剖变异的关系；LPV. 门静脉左干；PV. 门静脉。数字代表 Couinaud 分段的胆管分段

　　开始沿尾状突缺血的分界线向下，再沿下腔静脉右侧缘向上，在右前叶和尾状叶之间完成肝实质的离断，从Ⅶ段完成分离切除尾状叶。

　　至此肝左叶连同尾状叶和肝外胆管被一并切除。

　　通过空肠 Roux-en-Y 的空肠袢与胆管吻合，重建胆肠的连续性（图 9）。

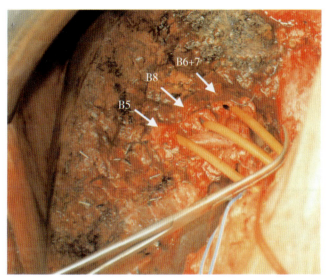

图 9　左半肝切除术。在肝脏切面上可辨认出三支不同的胆管（B5、B8 及 B6+7）

联合尾状叶切除的左三叶切除术（S2，S3，S4，S5，S8+S1）

　　联合尾状叶切除的左三叶切除术的指征是肝门部胆管癌侵及左肝内胆管与右前叶胆管（S5 和 S8）的汇合部。

　　如前所述，解剖分离肝十二指肠韧带结束后，在根部结扎切断左、中肝动脉。非常轻柔地游离右肝动脉直至其右前、右后的二级分叉处。右前叶的血管分支及分布到尾叶的小血管逐一切断结扎。随后结扎切断左肝和右前叶的门静脉分支，完成结扎切断源自门静脉右支和汇合部的尾状叶分支。

将左肝和尾状叶向右牵拉，从尾侧向头侧逐一结扎、切断肝后的尾状叶的肝短静脉。

如果这时发现 Arantius 导管（静脉韧带）进入肝左或下腔静脉，在其开口处游离并切断。

然后游离肝左和肝中静脉，用血管闭合器闭合或用 4—0 prolene 线连续缝合。这时尾状叶和肝左叶已经完全脱离了下腔静脉。

肝实质的离断沿右前、右后叶分界线开始，在右门静脉裂中进行。肝实质的切面一定要考虑整个右门静脉的走行。肝实质的切面在尾状突的右侧沿下腔静脉右侧缘向头侧进行，随着尾状叶与 S7 段的分离，整个切除就完成了。

右后叶的胆管是暴露在门静脉右支的头侧，横断后经组织学检查切缘无瘤，缝牵引线。这时左肝和右前叶连同尾状叶和肝外胆管被一并切除。通过空肠 Roux-en-Y 的空肠袢与 S6、S7 胆管吻合，重建胆肠的连续性（图 10，图 11）。

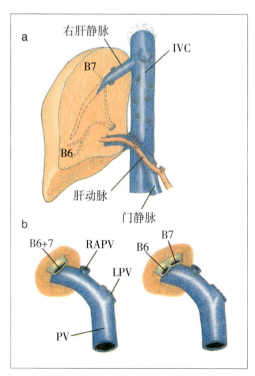

图 10　a. 联合尾状叶切除的右三叶切除术；b. 按照解剖学变异右后叶胆管（B6+7）可能是一支，也可能是分开的；RAPV. 门静脉右前支；LPV. 门静脉左干

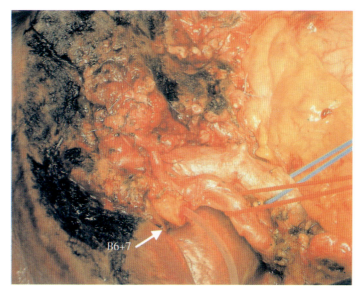

图 11　左三叶肝切除术。在门脉右支的尾侧可见肝右后叶胆管（B6+7）

中央（保留）肝切除术

联合全尾状叶的中央肝切除术的适应证很少，只在特殊的病例如肝门部胆管癌侵及汇合部和Ⅳ段（联合尾状叶切除术的左内叶切除术 S4+S1）、侵及汇合部和右前叶（联合尾状叶切除术的右前叶切除术 S5，S8+S1）或侵及汇合部和左内叶（S4）及右前叶（联合尾状叶切除术的中央肝双叶切除术 S4，S5，S8 +S1）。

联合尾状叶切除术的左内叶切除术（S4+S1）

手术从解剖肝门开始，按照"单独尾状叶切除"所描述的方法，完全游离肝脏和尾状叶。

按解剖性切除尾叶和Ⅳ段的方法进行肝实质的离断。左肝管在镰状韧带的右侧 S2 和 S3 立即横断，而右侧仅切断两个胆管：右前支和右后支。用左右两侧的胆肠吻合恢复胆肠的连续性，由于要做的吻合数目多，手术比较复杂、费力。

联合尾状叶右前叶切除的切除术（S5，S8+S1）

手术也是从肝门部开始，按前述方式完成肝脏和肝尾状叶的游离。结扎源自肝动脉和门静脉左、右主干的尾状叶分支。胆囊切除后在无瘤区横断远端胆管，向上牵拉胆道，游离右侧的血管至右前、右后的分叉部。分离和结扎右前叶（S5 和 S8）动脉分支。这时右前叶出现一条很明显的发绀分界线。下一步是游离肝脏，将尾状叶完全与下腔静脉分离。肝实质的解剖在Ⅳ段沿着分界线的左侧开始。结扎肝中静脉右侧的分支，最好保留肝中静脉主干，以避免Ⅳ段淤血。分离切断汇入左肝静脉或下腔静脉旁的 Arantius 导管，在切除平面的腹侧游离尾状叶，使尾状叶完全游离。最后在无瘤区完成左肝管的横断。

第二条切线则从右前、右后叶之间的分界线开始，因为分离肝门时结扎中央部的血管使得切线在这时更加明显。切面沿右外侧裂进行，仔细保留肝右静脉。分离切断右后胆管后，从下向上完成尾状叶和右后叶之间的分离。

完成 S2、S3、S4 和 S6+S7 胆管的胆管 – 消化道重建。

联合肝尾状叶切除的中央肝双叶切除术（S4，S5，S8+S1）

首先进行肝十二指肠韧带的淋巴结和结缔组织清扫，然后结扎中肝动脉和肝动脉的右前支和门静脉分支，随后是结扎源自肝动脉和静脉左、右主干的尾状叶的分支，最后完成游离左、右肝脏，游离尾状叶使其从腔静脉平面分离下来。

肝实质的解剖从镰状韧带和脐部的右侧开始，直至将Ⅳ段由左外叶完全分离下来。开始向尾侧解剖，切断Ⅱ、Ⅲ段胆管，进而向上沿镰状韧带右侧直到肝中静脉的起始部，给予切断缝扎。邻近左肝或下腔静脉的 Arantius 导管也被离断。这时尾状叶完全游离并可以从断面拉出来。第二个断面是沿着右前叶和右后叶之间的分界线，此时由于右前及靠近中央的血管分支的结扎，分界线已变明显。该断面沿着右外侧裂，要注意仔细保护肝右静脉。横断右后胆管后，从下向上完成尾状叶和右后叶之间的离断（图 12）。

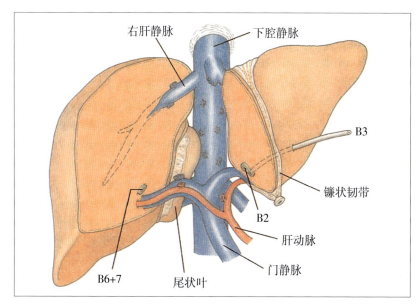

图 12 中央双叶肝切除术。左内叶（S4）和右前叶（S5+S8）与尾状叶（S1）一并切除

空肠袢左侧与Ⅱ、Ⅲ段胆管吻合，右侧与右后叶胆管（S6，S7）吻合（图 13）重建胆道。

联合门静脉切除及重建的肝切除术

由于门静脉系统与胆道汇合部的关系密切，肝门部胆管癌侵犯门静脉汇合部并不罕见。在这种情况下，一些学者提倡采用联合门静脉切除的整块肝切除术，以提高根治性切除率。通过门静脉切除和重建达到了根治性切除的患者，其生存期明显长于未切除的患者[2]。

手术的实施要根据门静脉侵犯的程度和要做的肝切除术的类型而相应变化。在行右肝切除术时宜在断肝前先行门静脉切除。其中包含了很多技术上的原因：（1）右门静脉向左侧侵犯使得肝切除很困难，尤其是左肝管的分叉在脐部附近时；（2）在肝切除术时不可能阻断门静脉到右边肝脏的血流而控制出血；（3）在游离右

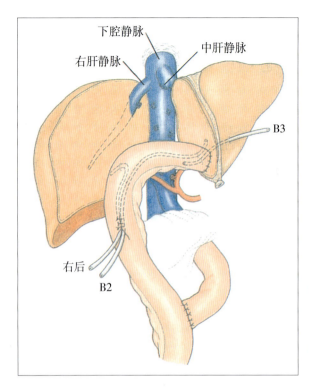

下腔静脉

中肝静脉

右肝静脉

B3

右后

B2

图 13　中央双叶肝切除术。左叶胆管（B2 和 B3）与右后叶胆管（B6+7）分别进行胆肠吻合

侧肝脏时，有可能阻塞了进入拟保留的左肝的门静脉血流。在右肝切除之前进行门静脉的切除和重建，这些问题都是可以避免的（图14）。

通常左侧的门脉主干长度足够，其端端吻合的重建可以不需要在中间另加移植静脉。

为了取得良好的吻合，血管充分的游离是很重要的。将门静脉完全游离至脐部的根部，切断尾状叶的静脉分支和 Arantius 管。此外，门静脉主干也要完全游离到脾 – 肠系膜静脉汇合部。这样广泛地游离有利于门静脉的端端吻合。门静脉左干的切断线可稍倾斜，以使管径的大小匹配。缝合时后壁是采取腔内缝合技术，而前壁则采用外进外出的缝合方法（图15）。

左肝叶切除的门静脉切除和重建通常很困难，这是由于右门静脉较早地分出右前和右后支致使主干很短，充分游离很困难。因

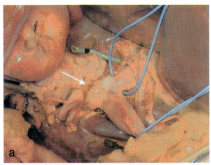

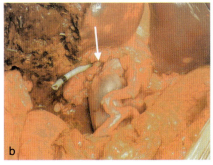

图 14　a. 门静脉右支侵犯（白色箭头）；b. 门静脉切除后行端端吻合（白色箭头）

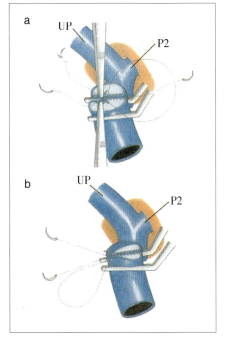

图 15　门静脉切除和重建。a. 吻合后壁的腔内缝合技术；b. 前壁的连续贯穿缝合；UP. 门静脉脐部；P2. Ⅱ段的门静脉分支

此，一些研究者建议在断肝后再进行门静脉的切除和重建 [3]。

通常在门静脉右支和主干之间会放置移植静脉。因为长度和管径都合适，髂外静脉习惯上被用作移植的血管。另外，颈内静脉、左肾静脉或低温保存的异体血管都可替代（图 16）。

如果门静脉分叉部不是被肿瘤环形侵犯，进行楔形切除就可以了 [4]。游离门静脉主干和门静脉右前、右后支后就可以楔形切除门静脉的汇合部了，但要确保手术切缘干净。在门静脉的头侧和腹侧边缘各置一个血管夹，门静脉重建采用连续横向缝合（图 17，图 18）。

如果缺损太大无法直接缝合修复，可应用小的间置静脉修补片 [5]。

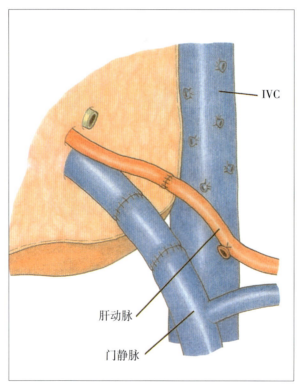

IVC

肝动脉

门静脉

图 16 门静脉切除和将髂血管间置重建，同时行右肝动脉重建

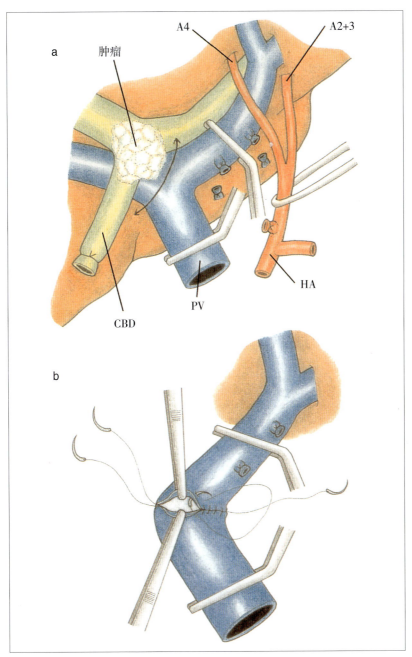

图 17　a. 肿瘤没有环形浸润门静脉的楔形切除；b. 连续缝合的血管重建

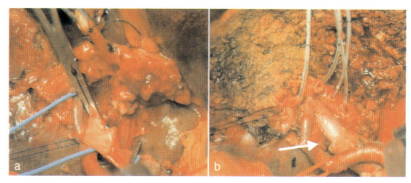

图 18　a. 楔形切除门静脉；b. 连续的横向缝合

联合肝动脉切除及重建的肝切除术

单侧动脉的侵犯一直是手术切除的禁忌证。现在关于联合门静脉和肝动脉血管切除重建的左侧或右侧肝切除术的报道已较多，但是肝动脉切除和重建的临床意义还没有得到解决 [6]。

血管重建的适应证要根据 CT 影像、血管造影术、术中超声及术中肉眼的检查和触诊所显示血管侵犯的情况综合判断。

肝动脉重建的手术机会比门静脉重建的少，因为它往往与肿瘤进展不能切除存在相关性。事实上，动脉重建更常发生在肝右动脉，因为它走行在胆道分叉的后方且相互间的距离非常近，即使肿瘤是局部进展，也经常被肿瘤侵及 (图 19)。

相反，左肝动脉的走行远离胆管分叉部，它的受侵意味着肝十二指肠韧带的广泛受浸润，一般已是不能切除的条件。

通常经过充分游离，用显微外科技术可以直接做动脉端端吻合(图 16)。或采用左桡动脉做移植血管，利用显微外科重建技术可以达到约 100 % 的吻合通畅率 [7]。

肝胰十二指肠切除术 （HPD）

当肿瘤从肝管纵向蔓延到胰腺内胆管，或是沿着胆管到胰头后有大量的淋巴结转移，为了达到手术根治的目的，建议行 HPD。由

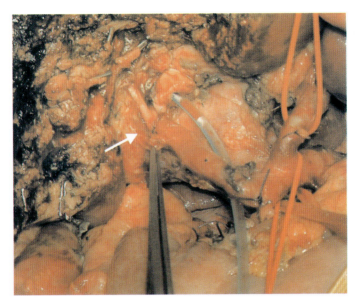

图19　在左肝切除术中的右肝动脉重建（白色箭头）

于有淋巴结浸润的患者预后很差，如果有大量的淋巴结浸润，没有行 HPD 的指征。据第一宗报道提示，肝胰十二指肠切除术后，发生肝功能衰竭和胰肠吻合口漏，死亡率和并发症发生率均很高 [8]。因此，建议采用二期手术法，将胰管重建推迟到第二期。这种技术联合术前胆道引流和 PVE，显著减少了术后的并发症和死亡率。Miyagawa [9-10] 报道连续 12 例无死亡。

胆管吻合

　　重建胆道 – 消化道的连续性，是通过段或亚段的胆管与 Rou-xen-Y 空肠袢之间做一个或多个吻合来完成的。首先，需要准确地识别出所有已横断的胆管。鉴于在初始的肝脏切面上难以看清胆管，建议在胆管切断前预留标记的牵引线。胆管切缘的冰冻切片结果应是阴性，要求断端、切面规则和血供良好。当两个邻近的胆管管径相近时，可以进行胆管成形，其优点是可以只做一个胆肠吻合。

　　准备一段 50~60cm 长的空肠袢，备 Roux-en-Y 吻合。空肠袢的远端部分经结肠后—胃前或结肠后—胃后置于结肠上区的肝脏下面。然后切开一个或多个空肠吻合口，切除多余的肠黏膜。用 5—0 可吸收单线间断或连续单层缝合技术行胆肠吻合，首先吻合后壁，然后再吻合前壁（图 20）。

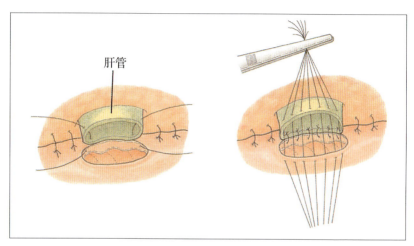

肝管

图 20　单层间断缝合胆肠吻合口

　　每一个吻合口都应放置 6Fr 通过吻合口的 PTC 管，经空肠袢或经肝引出，目的是给胆道减压和术后行胆管造影。如果胆管有扩张或是胆肠吻合足够大，吻合口也可以不放支撑管。

参考文献

1. Nagino M, Kamiya J, Arai T et al (2006) "Anatomic" right hepatic trisectionectomy (extended right hepatectomy) with caudate lobectomy for hilar cholangiocarcinoma. Ann Surg 243(1):28–32
2. Kondo S, Nimura Y, Hayakawa N et al (2002) Extensive surgery for carcinoma of the gallbladder. Br J Surg 89(2):179–184
3. Nimura Y, Kamiya J, Kondo S et al (2000) Aggressive preoperative management and extended surgery for hilar cholangiocarcinoma: Nagoya experience. J Hepatobiliary Pancreat Surg 7(2):155–162
4. Nagino M, Nimura Y (2006) Perihilar cholangiocarcinoma with emphasis on presurgical management. In: Blumgart LH (ed) Surgery of the liver, biliary tract, and pancreas, 4th edn. Saunders Elsevier, Philadelphia, pp 804–814
5. Kondo S, Katoh H, Hirano S et al (2002) Wedge resection of the portal bifurcation concomi-

tant with left hepatectomy plus biliary reconstruction for hepatobiliary cancer. J Hepatobiliary Pancreat Surg 9(5):603–606

6. Nimura Y, Hayakawa N, Kamiya J et al (1991) Combined portal vein and liver resection for carcinoma of the biliary tract. Br J Surg 78(6):727–731
7. Seyama Y, Makuuchi M (2007) Current surgical treatment for bile duct cancer. World J Gastroenterol 13(10):1505–1515
8. Shimada H, Endo I, Sugita M et al (2003) Hepatic resection combined with portal vein or hepatic artery reconstruction for advanced carcinoma of the hilar bile duct and gallbladder. World J Surg 27(10):1137–1142
9. Nimura Y, Hayakawa N, Kamiya J et al (1991) Hepatopancreatoduodenectomy for advanced carcinoma of the biliary tract. Hepatogastroenterology 38(2):170–175
10. Miyagawa S, Makuuchi M, Kawasaki S et al (1996) Outcome of major hepatectomy with pancreatoduodenectomy for advanced biliary malignancies. World J Surg 20(1):77–80

手术效果

并发症发生率和死亡率

肝门胆管癌的术后长期生存与患者的状况、肿瘤分期和选择适当的治疗有关。

近 20 年，肝门部胆管癌的手术治疗原则已发生了改变。早期的手术经验是单纯胆管切除。但术后很高的复发率（> 70%）使得外科治疗原则作出改变 [1]。

目前，肝门部胆管癌的治疗包括切除肝外胆道相关的大部分肝脏，在过去 20 年中，随着并发症发生率和死亡率的显著减少，手术效果也得到明显改善（表 1）。

取得这些改善的主要原因是：准确地选择患者；术前的胆道引流和改善肝功能的门静脉栓塞；更好的外科手术和麻醉技术以及术后管理。

但是肝门胆管癌手术切除后的并发症发生率仍然偏高。主要并发症发生率大约为 50%，围手术期死亡率为 5%~18%。最近，也有报道死亡率为 0 [2-3]（表 1）。

Nagino 回顾分析 105 例患者，其中施行激进的手术方式（包括扩大肝切除、血管切除及联合胰十二指肠切除）后，并发症发生率和死亡率分别为 81% 和 9.4%。37.1% 的患者为轻微并发症，43.8% 的患者发生了严重并发症（表 2）。

有几个因素与术后并发症有关：黄疸、营养不良、肝切除术的范围、外科手术复杂程度、联合其他手术（胰十二指肠切除术）、失血和手术时间 [2-6]。

表 1　最近文献中报道的肝门部胆管癌行肝切除术的并发症发生率和死亡率

作者	年份	切除例数	MHx	PV(%)	HA(%)	PD(%)	并发症发生率(%)	死亡率(%)
Klempnauer[9]	1997	151	111	26	1	NA	NA	9.9
Neuhaus[10]	1999	95	66	24	NA	NA	59	9
Miyazaki[11]	1999	93	66	26	9	3	38	10
Kosuge[12]	1999	65	52	5	5	5	37	9.2
Nimura[13]	2000	142	114	30	NA	14	49	9
Gerhards[5]	2000	112	32	9	8	NA	65	18
Tabata[14]	2000	75	36	7	3	8	38	12
Lee[15]	2000	128	101	26	4	16	48	5.5
Seyama[16]	2002	67	58	13	NA	13	43	0
Kawasaki[17]	2003	79	69	6	3	16	14	1.3
Naginol[4]	2005	100	96	38	12	12	67	3
Hemming[18]	2005	53	52	43	6	8	40	9
Jarnagin[19]	2005	106	87	9	NA	2	62	7.5
Sano[3]	2006	102	102	22	5	7	50	0

注: MHx. 大部肝切除; PV. 门静脉切除; HA. 肝动脉切除; PD. 胰十二指肠切除; NA 未提供

表2　105例患者的并发症列表(引自[5])

并发症	患者(出现次数)	%
轻微的并发症		
胸腔积液	66	(62.9)
伤口感染	39	(37.1)
肝创面胆漏	5	(4.8)
主要并发症		
肝功能衰竭	29	(27.6)
肾功能衰竭	9	(8.6)
呼吸衰竭	7	(6.7)
胃肠功能衰竭	6	(5.7)
凝血功能紊乱	6	(5.7)
菌血症	18	(17.1)
腹腔内脓肿	13	(12.4)
腹腔内大出血	12	(11.4)
肝管空肠吻合口不畅	10	(9.5)
胰肠吻合口不畅	2	(20)
脓胸	1	(1)
门静脉栓塞	1	(1)
门静脉阻塞和打折	1	(1)

　　如前所述,黄疸与术后并发症发生率和死亡率之间的关系仍然存在争论,有部分学者报道黄疸和/或胆管炎的患者术后并发症发生率较高[3,7-8]。Cherqui报道,梗阻性黄疸患者的术后并发症发生率为50%,而对照组为15%[7]。

　　术前的胆红素水平和胆管炎与术后肝功能衰竭密切相关。Fujii发现,入院时有黄疸的患者占术后肝功能衰竭患者的71%,只占术后无肝功能衰竭患者的25%[20]。术前有胆管炎的患者占术后发生肝功能衰竭的一半,占术后未发生肝功能衰竭患者的4%[20]。

　　术后肝功能衰竭与剩余肝脏的体积有关:若切除的肝脏体积少于50%,发生肝衰竭的为16.7%;若切除的体积达50%以上,发生肝衰竭的则增加到36.8%[21]。

　　广泛使用门静脉栓塞(PVE)可以减少大部肝切除术后并发症

发生率。文献报道，大部肝切除术未做 PVE 者，术后肝功能衰竭的发生率为 0~30%，而行 PVE 后的则为 0~5% ［5，9，11，16-19，22-23］。

另外，常发生的术后并发症是与感染性并发症相关的肝管空肠吻合口漏、腹腔内出血、肝功能衰竭和术后死亡 ［30-31］。文献报道的发生率从 1% ~ 22% 不等 ［5-6，17-18，27，32-33］。发生这些并发症的相关因素仍在研究中。De Castro 强调重建胆管数目的重要性，肝段胆管的吻合口漏的发生率（14%）明显高于胆总管吻合（1.8%）［34］。

在其他研究中，这些结果并不确定。Nagino 未发现吻合口漏的发生率与重建胆管数目之间存在任何关系。然而，他发现吻合口漏的发生率与患者的年龄和术中失血相关，尤其是当患者术中失血大于 5L 时，吻合口漏发病率显著升高（17% 对 5.1%）［31］。

晚期肿瘤的患者往往需要行联合血管切除和重建的大部肝切除，如联合门静脉、肝动脉切除和重建，或者需要联合胰十二指肠切除术。

联合门静脉切除重建的大部肝切除术的结果仍有不同。文献报道，门静脉切除和重建率从 5% ~ 43% 不等（表 1）。

联合门静脉切除和重建的大部肝切除术的患者并发症发生率和死亡率与无血管重建的大部肝切除术相比没有差别，并发症发生率分别为 38% 和 36%，死亡率分别为 3% 和 5% ［35］。

门静脉切除对远期生存率的影响还不太清楚。文献中描述了门静脉切除的两个不同的指征。

有些学者在选择门静脉切除的患者时，仅选择患者为伴有门静脉侵犯的晚期肿瘤时。在这些研究中，门静脉受侵率高（>70%）且远期生存率不超过 20%（表 3）。但远期效果表明，这些患者比未切除的患者生存率高，5 年生存率分别为 9.9% 和 0 ［36］。

其他学者为了增加手术的根治性，采用 Neuhaus 提出的"不接触肿瘤技术"，对没有明确血管侵犯的患者也做门静脉切除 ［10］。这一策略不需要组织学证明门静脉侵犯，5 年生存率达到 65%（表 3）。

两个不同的策略依据的患者所选择的标准不同，因此结果很难

表3　先前的肝门部胆管癌门静脉切除的报告

作者	年份	病例数	病理证明的门静脉侵犯（%）	5年生存率（%）
Neuhaus [10]	1999	23	12	65
Ebata [36]	2003	52	69	9.9
Hemming [18]	2005	26	38	39
Miyazaki [35]	2007	34	80	16

比较（表3）。

文献报道几项研究评价肝动脉切除重建的作用。在外科手术的研究中，不到10%的患者会遇到做血管重建，然而对需要肝动脉切除或合并肝动脉、门静脉切除和重建的患者可切除标准还没有统一意见。肝动脉重建患者的术后并发症发生率和死亡率都很高。Miyazaki观察到肝动脉切除组并发症的发生率为78%，门静脉切除的患者为38%，无血管切除者仅为36% [35]。其中，77%的患者进行了联合门静脉和肝动脉的切除。

肝动脉切除术后的高死亡率（30%~50%）是因为晚期肿瘤和外科手术干预的复杂性 [5，33，35]。但是最近在其他的研究中，肝动脉切除和重建手术术后的死亡率已低于10% [37-39]。肝门胆管癌的肝动脉切除的远期生存率现在仍在评估。Miyazaki的报道9例患者，1年和3年生存率分别为11%和0 [35]。

联合肝切除与胰十二指肠切除术（PD）增加了手术并发症发生率。Sano报道，联合胰十二指肠切除术的术后并发症达85%以上；Nagino报道联合胰十二指肠切除者肝功能衰竭的发生率为50%，而没有行PD的为25% [3，10]。延迟行胰十二指肠切除的二期手术的策略显著地减少了并发症发生率，术后死亡率降为0 [40]。

远期效果

近几十年来，肝门胆管癌切除后的患者生存率有了改善，5年生存率达12%~40%（表4）。

表 4　肝门部胆管癌：文献报道的 R0 切除率和 5 年总体生存率

作者	年份	总例数	R0 切除率(%)	5 年生存率(%)
Pichlmayr[23]	1996	125	73	26
Klempnauer[9]	1997	151	78	32
Nagino[24]	1998	138	78	25
Burke[42]	1998	30	83	45
Kosuge[12]	1999	65	52	35
Neuhaus[10]	1999	95	61	22
Launois[26]	1999	40	80	12
Miyazaki[11]	1999	93	70	36
Todoroki[27]	2000	98	14	28
Jarnagin[19]	2001	80	78	39
Seyama[16]	2002	67	64	40
Kawasaki[17]	2003	79	68	40
Kondo[28]	2004	40	95	40[a]
Rea[29]	2004	NA	80	26
Hemming[18]	2005	53	80	35
Nishio[41]	2005	301	77	22

[a] 3 年生存率

影响肝门部胆管癌手术切除预后的几个因素已确定：肿瘤的大体类型、局部范围、淋巴结转移、远处转移、血管浸润、周围神经的受侵及手术的根治性。其中，单变量和多因素分析都确定 R0 切除是最强的影响因素 [10，12，19，27]。

Neuhaus 报道，行 R0 切除患者的 5 年生存率为 39%，相比之下行 R1 和 R2 切除的仅为 9% 和 0。行 R2 切除者没有存活 22 个月以上的。Nishio 的 400 例大样本研究中，显示出类似结果，根治性切除和非根治性切除的 5 年生存率分别为 27% 和 2% [41]。

为确保肿瘤安全距离的根治性切除，必须进行胆管切除，联合肝切除、尾状叶切除和区域淋巴结清扫术。

R0 的切除率取决于手术的类型以及肝切除的范围（表 5）。由于尾状叶有较高的受侵率（30%~98%），必须切除尾状叶才能达到 R0 切除 [43]。因此，联合尾状叶切除显著提高了根治性切除率

表5　肝切除率和切缘阴性率的关系

作者	年份	病例数	肝切除率(%)	R0 (%)
Cameron[44]	1990	39	20	15
Su[6]	1996	49	57	49
Jarnagin[19]	2001	80	78	78
Lanois[26]	2000	40	62	80
Ebata[36]	2003	188	92	82

（分别为 66％和 21％）[13]。

　　肝切除的类型对于治愈率和远期效果有决定作用。Neuhaus 报道，右半肝切除术的根治性切除率显著高于左肝切除者，分别为 71％和 33％ [10]。此外，Kondo 也证实，右肝切除较左肝切除术、单独尾状叶切除较单独胆管切除术生存率也显著升高 [28]。

　　胆管切缘的评价是肝门部胆管癌根治的重要问题。胆管切缘阳性影响生存率，胆管切缘阴性的 5 年生存率达 46％~56％，而切缘阳性的 5 年生存率为 0 [45-46]。不过，手术切缘有非浸润性癌不影响远期疗效，5 年和 10 年生存率分别为 69％和 23％ [45]。

　　肝门部胆管癌经常扩散到区域淋巴结（30％~50％），这是手术切除后影响预后的一个主要决定因素 [10，11，25，47-50]。

　　淋巴结阴性者 5 年生存率为 31％，而有区域淋巴结转移者为 10％ [41]。17％的患者被发现主动脉旁淋巴结转移，其生存率显著低于淋巴结阴性者，5 年生存率分别为 12％和 30％。

复　发

　　肝门部胆管癌的复发是较常见的（22％~60％），而且通常是导致患者死亡的原因 [3，13，17，28]。最多见的复发部位是腹腔（50％），其次为肝脏（22％），略少见的是局部淋巴结 [28，51]。无瘤中位生存时间很短（19 个月）。

　　根治性切除中，单独胆管切除的复发率（75％）高于联合胆道和肝切除（52％）[13]（表 6）。

表 6 根治切除术后的复发部位（摘自[13]）

复发部位	肝切除术（N=100）	胆管切除（N=8）
腹腔	15	2
肝脏	13	3
后腹膜	7	—
局部	7	1
骨	6	—
引流道	5	—
淋巴结	3	2
合计	52（52%）	6（75%）

　　根治性切除后，8%的病例吻合口发生肿瘤复发，其发生与胆管肿瘤与无瘤切缘之间的距离相关：Sakamoto 报道，肿瘤与无瘤切缘距离 <2.5mm 的复发率为 18%；距离在 2.5~5mm 为 10%；距离 >5mm 者未见吻合口肿瘤复发 [52]。

参考文献

1.　Mittal B, Deutsch M, Iwatsuki S (1985) Primary cancers of extrahepatic biliary passages. Int J Radiat Oncol Biol Phys 11(4):849–854
2.　Seyama Y, Makuuchi M (2007) Current surgical treatment for bile duct cancer. World J Gastroenterol 13(10):1505–15
3.　Sano T, Shimada K, Sakamoto Y et al (2006) One hundred two consecutive hepatobiliary resections for perihilar cholangiocarcinoma with zero mortality. Ann Surg 244(2):240–247
4.　Nagino M, Kamiya J, Arai T et al (2005) One hundred consecutive hepatobiliary resections for biliary hilar malignancy: preoperative blood donation, blood loss, transfusion, and outcome. Surgery 137(2):148–155
5.　Gerhards MF, van Gulik TM, de Wit LT et al (2000) Evaluation of morbidity and mortality after resection for hilar cholangiocarcinoma: a single center experience. Surgery 127(4):395–404
6.　Su CH, Tsay SH, Wu CC et al (1996) Factors influencing postoperative morbidity, mortality, and survival after resection for hilar cholangiocarcinoma. Ann Surg 223(4):384–394
7.　Cherqui D, Benoist S, Malassagne B et al (2000) Major liver resection for carcinoma in jaundiced patients without preoperative biliary drainage. Arch Surg 135(3):302–308
8.　Kanai M, Nimura Y, Kamiya J et al (1996) Preoperative intrahepatic segmental cholangitis in patients with advanced carcinoma involving the hepatic hilus. Surgery 119(5):498–504
9.　Klempnauer J, Ridder GJ, von Wasielewski R et al (1997) Resectional surgery of hilar cholangiocarcinoma: a multivariate analysis of prognostic factors. J Clin Oncol 15(3):947–954
10.　Neuhaus P, Jonas S, Bechstein WO et al (1999) Extended resections for hilar cholangiocarcinoma. Ann Surg 230(6):808–818; discussion 819

11. Miyazaki M, Ito H, Nakagawa K et al (1999) Parenchyma-preserving hepatectomy in the surgical treatment of hilar cholangiocarcinoma. J Am Coll Surg 189(6):575–583
12. Kosuge T, Yamamoto J, Shimada K et al (1999) Improved surgical results for hilar cholangiocarcinoma with procedures including major hepatic resection. Ann Surg 230(5):663–671
13. Dinant S, Gerhards MF, Rauws EA et al (2006) Improved outcome of resection of hilar cholangiocarcinoma (Klatskin tumour). Ann Surg Oncol 13(6):872–880
14. Tabata M, Kawarada Y, Yokoi H et al (2000) Surgical treatment for hilar cholangiocarcinoma. J Hepatobiliary Pancreat Surg 7(2):148–154
15. Lee SG, Lee YJ, Park KM et al (2000) One hundred and eleven liver resections for hilar bile duct cancer. J Hepatobiliary Pancreat Surg 7(2):135–141
16. Seyama Y, Makuuchi M, Sano K et al (2002) Intermittent total vascular exclusion in removing caudate lobe tumour with tumour thrombus in the vena cava. Surgery 131(5):574–576
17. Kawasaki S, Imamura H, Kobayashi A et al (2003) Results of surgical resection for patients with hilar bile duct cancer: application of extended hepatectomy after biliary drainage and hemihepatic portal vein embolization. Ann Surg 238(1):84–92
18. Hemming AW, Reed AI, Fujita S et al (2005) Surgical management of hilar cholangiocarcinoma. Ann Surg 241(5):693–699; discussion 699–702
19. Jarnagin WR, Fong Y, DeMatteo RP et al (2001) Staging, resectability, and outcome in 225 patients with hilar cholangiocarcinoma. Ann Surg 234(4):507–517; discussion 517–519
20. Fujii Y, Shimada H, Endo I et al (2003) Risk factors of posthepatectomy liver failure after portal vein embolization. J Hepatobiliary Pancreat Surg 10(3):226–232
21. Nagino M, Kamiya J, Uesaka K et al (2001)Complications of hepatectomy for hilar cholangiocarcinoma. World J Surg 25(10):1277–1283
22. Miyagawa S, Makuuchi M, Kawasaki S (1995) Outcome of extended right hepatectomy after biliary drainage in hilar bile duct cancer. Arch Surg 130(7):759–763
23. Pichlmayr R, Weimann A, Klempnauer J et al (1996) Surgical treatment in proximal bile duct cancer. A single-center experience. Ann Surg 224(5):628–638
24. Nagino M, Nimura Y, Kamiya J et al (1998) Segmental liver resections for hilar cholangiocarcinoma. Hepatogastroenterology 45(19):7–13
25. Ogura Y, Kawarada Y (1998) Surgical strategies for carcinoma of the hepatic duct confluence. Br J Surg 85(1):20–24
26. Launois B, Terblanche J, Lakehal M et al (1999) Proximal bile duct cancer: high resectability rate and 5-year survival. Ann Surg 230:266–275
27. Todoroki T, Kawamoto T, Koike N et al (2000) Radical resection of hilar bile duct carcinoma and predictors of survival. Br J Surg 87(3):306–313
28. Kondo S, Hirano S, Ambo Y et al (2004) Forty consecutive resections of hilar cholangiocarcinoma with no postoperative mortality and no positive ductal margins: results of a prospective study. Ann Surg 240(1):95–101
29. Rea DJ, Munoz-Juarez M, Farnell MB et al (2004) Major hepatic resection for hilar cholangiocarcinoma: analysis of 46 patients. Arch Surg 139(5):514–523; discussion 523–525
30. Seyama Y, Makuuchi M (2007) Current surgical treatment for bile duct cancer. World J Gastroenterol 13(10):1505–1515
31. Nagino M, Nishio H, Ebata T et al (2007) Intrahepatic cholangiojejunostomy following hepatobiliary resection. Br J Surg 94(1):70–77
32. Miyazaki M, Ito H, Nakagawa K et al (1998) Aggressive surgical approaches to hilar cholangiocarcinoma: hepatic or local resection? Surgery 123(2):131–136
33. Madariaga JR, Iwatsuki S, Todo S et al (1998) Liver resection for hilar and peripheral cholangiocarcinomas: a study of 62 cases. Ann Surg 227(1):70–79
34. de Castro SM, Kuhlmann KF, Busch OR et al (2005) Incidence and management of biliary leakage after hepaticojejunostomy. J Gastrointest Surg 9(8):1163–1171; discussion 1171–1173
35. Miyazaki M, Kato A, Ito H et al (2007) Combined vascular resection in operative resection for hilar cholangiocarcinoma: does it work or not? Surgery 141(5):581–588
36. Ebata T, Nagino M, Kamiya J et al (2003) Hepatectomy with portal vein resection for hilar

cholangiocarcinoma: audit of 52 consecutive cases. Ann Surg 238(5):720–727

37. Yamanaka N, Yasui C, Yamanaka J et al (2001) Left hemihepatectomy with microsurgical reconstruction of the right-sided hepatic vasculature. A strategy for preserving hepatic function in patients with proximal bile duct cancer. Langenbecks Arch Surg 386(5):364–368

38. Sakamoto Y, Sano T, Shimada K et al (2006) Clinical significance of reconstruction of the right hepatic artery for biliary malignancy. Langenbecks Arch Surg 391(3):203–208

39. Shimada M, Hamatsu T, Yamashita Y et al (2001) Characteristics of multicentric hepatocellular carcinomas: comparison with intrahepatic metastasis. World J Surg 25(8):991–995

40. Miyagawa S, Makuuchi M, Kawasaki S et al (1996) Outcome of major hepatectomy with pancreatoduodenectomy for advanced biliary malignancies. World J Surg 20(1):77–80

41. Nishio H, Nagino M, Nimura Y (2005) Surgical management of hilar cholangiocarcinoma: the Nagoya experience. HPB 7:259–262

42. Burke EC, Jarnagin WR, Hochwald SN et al (1998) Hilar cholangiocarcinoma: patterns of spread, the importance of hepatic resection for curative operation, and a presurgical clinical staging system. Ann Surg 228: 385–394

43. Dinant S, Gerhards MF, Busch OR et al (2005) The importance of complete excision of the caudate lobe in resection of hilar cholangiocarcinoma. HPB 7:263–267

44. Cameron JL, Pitt HA, Zinner MJ et al (1990) Management of proximal cholangiocarcinomas by surgical resection and radiotherapy. Am J Surg 159(1):91–97; discussion 97–98

45. Nimura Y, Kamiya J, Kondo S et al (2000) Aggressive preoperative management and extended surgery for hilar cholangiocarcinoma: Nagoya experience. J Hepatobiliary Pancreat Surg 7(2):155–162

46. Wakai T, Shirai Y, Moroda T et al (2005) Impact of ductal resection margin status on long-term survival in patients undergoing resection for extrahepatic cholangiocarcinoma. Cancer 103:1210–1216

47. Nakeeb A, Pitt HA, Sohn TA et al (1996) Cholangiocarcinoma. A spectrum of intrahepatic, perihilar, and distal tumours. Ann Surg 224(4):463–473; discussion 473–475

48. Sugiura Y, Nakamura S, Iida S et al (1994) Extensive resection of the bile ducts combined with liver resection for cancer of the main hepatic duct junction: a cooperative study of the Keio Bile Duct Cancer Study Group. Surgery 115(4):445–451

49. Iwatsuki S, Todo S, Marsh JW et al (1998) Treatment of hilar cholangiocarcinoma (Klatskin tumours) with hepatic resection or transplantation. J Am Coll Surg 187(4):358–364

50. Kitagawa Y, Nagino M, Kamiya J et al (2001) Lymph-node metastasis from hilar cholangiocarcinoma: audit of 110 patients who underwent regional and paraaortic node dissection. Ann Surg 233(3):385–392

51. Liu CL, Fan ST, Lo CM et al (2006) Improved operative and survival outcomes of surgical treatment for hilar cholangiocarcinoma. Br J Surg 93(12):1488–1494

52. Sakamoto E, Nimura Y, Hayakawa N et al (1998) The pattern of infiltration at the proximal border of hilar bile duct carcinoma: a histologic analysis of 62 resected cases. Ann Surg 227(3):405–411

肝移植的价值

指征和效果

根治性切除是肝门部胆管癌唯一能够获得良好效果的治疗方法。肝移植的理论前提是可以提高外科手术的根治率，并可以给那些由于晚期肿瘤或存在肝切除禁忌的肝脏疾病而不能手术治疗的患者提供一个根治性治疗的可能。

肝门部胆管癌行肝移植的指征在文献中还没有明确的规定，这是由于每所研究机构的研究只限于少数病例，因此目前肝门部胆管癌行肝移植并无绝对明确的指征（表1）。

在早期研究中，行肝移植的都是晚期的肿瘤患者，效果都很差：3年生存率为20%，复发率为57%［1］。最新报道的结果类似，在Cincinnati移植肿瘤登记处，Meyer观察207例，5年生存率为23%，复发率更是超过移植患者的50%［2］。在西班牙的术后多中心调查中，Robles报道3年生存率为30%，5年的无瘤存活率为30%［3］。

在硬化性胆管炎（PSC）患者的肝移植中，意外发现胆管癌的病例约占所有因PSC行肝移植病例的8%［4］。80%以上病例肿瘤的位置在肝外胆道［5］。意外肝门胆管癌患者的移植效果似乎总比术前诊断为胆管癌效果好。Goss报道10例，1年、3年和5年的生存率分别为100%、83%和83%；而3例术前诊断患者无存活3年以上［4］。其他研究的结果类似，Abu-Elmagd的结果显示，意外胆管癌肝移植后的2年生存率为55%，而术前已确诊者为29%［6］。

表1　肝门部胆管癌行肝移植的结果

作者	年份	研究机构	病例数	生存期(%)			DFS(%)		
				1年	3年	5年	1年	3年	5年
O'Grady[7]	1988	King's College	13	30	10	10	—	—	—
Pichlmayr[8]	1996	Hannover	25	60	21	17	—	—	—
Iwatsuki[9]	1998	Pittsburgh	27	60	36	36	—	—	—
Iwatsuki*[9]	1998	Pittsburgh	11	54.6	9.1	9.1	—	—	—
Shimoda[5]	2001	UCLA	9	86	31	—	57	57	—
Neuhaus**[10]	2000	Berlin	14	—	—	30(4年)	—	—	—
Robles[3]	2004	Spanish survey	36	82	53	30	77	53	30
Zheng[11]	2005	Zhejiang	5	80	80	—	—	—	—
Sudan***[12]	2002	Nebraska	11	55	45	—	—	—	—
De Vreede***[13]	2000	Mayo Clinic	11	100	100	92	—	—	—
Heimbach***[14]	2004	Mayo Clinic	28	88	—	82	—	—	—
Rea***[15]	2005	Mayo Clinic	38	92	82	82	100	95	88
Heimbach***[16]	2006	Mayo Clinic	65	91	76	—	—	60	—

注: * 器官簇移植; ** 肝移植+胰十二指肠切除; *** 辅助放疗+化疗; DFS. 无瘤生存

　　许多影响患者生存的预后因素已确定。胆管癌的浸润深度，即根据 UICC（第五版）确定的 T 分期，与预后有关。Iwatsuki 报道 T1 和 T2 期患者的中位生存期为 99 个月，T3 期为 12 个月 [9]。根据他的经验，所有无淋巴结转移的早期患者（T1 和 T2）（按 UICC 的 TNM 分期的Ⅰ、Ⅱ期）的生存时间都超过 5 年。对 25 例患者的研究中，Pichlmayr 观察到Ⅰ和Ⅱ期患者的中位生存期为 37 个月，Ⅲ期为 20 个月，Ⅳa 和Ⅳb 期的只有 5.8 个月。提示只有Ⅰ、Ⅱ期的患者移植后的生存时间会超过 3 年。经单变量和多变量分析证实，TNM 分期系统的预后价值的 RR 为 4.5 [8]。另一个影响预后的因素是血管浸润。Robles 报道，伴或不伴血管浸润的患者，移植后的 1 年生存率分别为 0 和 63%[3]。同时他还评价了神经受侵的预后价值，神经受侵的患者的中位生存期为 37 个月，没有受侵者为 78 个月；淋巴结受侵的中位生存期为 28 个月，没有受侵的为 65 个月。其他学者都强调了淋巴结受侵作为预后因素的重要性，Iwatsuki 报道 N+ 患者 5 年生存率为 0，N− 患者为 27%[9]。肿瘤复发颇为普遍，复发率从 40%~60% 不等 [2，3，7，9，17-19]。复发通常是在移植后的早期，Meyer 发现 84% 的复发在术后两年内，复发部位在肝门、移植肝和胰腺周围区域 [2，3，9]。复发患者的预后相当差，复发后中位生存期不超过 3 个月 [3]。

联合移植

　　因为肝移植后肿瘤复发更多的是在肝和胰腺区域，故一些学者提出了另一个外科治疗策略，即扩大切除整个胆道和肝移植联合胰十二指肠切除术 [20]。这种做法增加了切除线与肿瘤的边距，不需要解剖毗邻肿瘤的结构，并可以扩大淋巴结的清扫。在 14 例患者中，Neuhaus 报道的根治性切除率超过 90%，手术死亡率为 14%。遗憾的是，远期的效果尚不能令人满意，其 4 年生存率为 30%。最常见的死亡原因仍是肿瘤复发，一半以上的患者伴有移植物的肿瘤转移 [10]。

　　其他学者也报道过类似的手术，相比普通的切除手术，尽管联合移植显著增加了切除的根治率，但是远期效果不理想 [21-22]。

Starzl 提出了更激进的手术，即联合切除所有起源于前肠的器官
（肝、胃、脾、胰、十二指肠），然后行器官簇移植（肝、胰、十二
指肠）或单纯的肝移植 [1]。这类手术已定义为上腹部脏器清除
术。据 Pittsburg 组的 11 例经验，术后死亡率高（18%），尽管器官
簇移植提高了肿瘤的根治率，超过 90% 的手术具有明确的无瘤的切
缘，但远期效果仍很差，3 年及 5 年生存率为 9.1% [9]。

移植后的辅助和新辅助治疗

希望改善移植后很差的效果，有研究者提出了联合化疗和放射
治疗的不同的辅助和新辅助治疗方案。

1998 年，Iwatsuki 报道了 18 例患者接受了不同方案辅助治疗的
效果，联合 5-Fu 化疗与外部放射疗法。结果显示，接受了辅助治
疗的患者生存期较长，中位生存期为 16.7 个月，而未辅助治疗组为
12.3 个月 [9]。

研究文献未显示辅助治疗明确实用性，也无证据支持辅助治疗
可以改善移植术后的预后 [19, 23]。

即使个别病例的术中放疗（IORT）经验是有限的，但
Sotiropoulos 报道一例接受了肝移植联合 IORT 的肝门部胆管癌的患
者生存时间超过 10 年。尚没有其他文献报道移植联合这种治疗的
成功经验。

新近又提出两个移植的新辅助化疗联合放射治疗的方案。

Nebraska 大学提出新辅助治疗方案包括移植前经胆道导管的铱
192 腔内近距离短程放射治疗，总剂量 6000cGy，联合持续静脉输
注 5-Fu（每日剂量 300mg/m^2），治疗持续到实施移植。最初的设想
只是将由于肿瘤的分期和伴有肝硬化而不适于手术切除的患者纳入
本研究。接受试验的 17 例患者中有 6 例（35%）由于在等待移植
的过程中出现了并发症或因肿瘤进展而被排除在移植名单之外。11
例做肝移植的患者死亡率为 27%，3 年生存率为 45%；2 例
（18%）在随访期出现复发 [12]。

由 Mayo 临床中心提出了第二个方案，包括因肿瘤分期或伴有

肝硬化而不能手术的患者，以外部和腔内放射治疗为基础联合化疗。外照射的总剂量为 4000 ~ 4500cGy，分 27 ~ 30 次。为了提高效果，2 ~ 3 周后再经导管进行腔内照射，近距离短程放疗使用铱 192，总剂量 2000 ~ 3000cGy，完成放射治疗。放疗期间和移植前用 5-Fu 化疗（每日剂量 225/500mg/m²）。新近等候移植患者的化疗已修改为口服卡培他滨（2000mg/(m²·次)，每 3 周两次）。研究中所有患者在完成放射治疗后和获准进入等候名单前，进行剖腹探查，以确认无移植的局部禁忌证（腹膜转移癌，淋巴结转移）[13-15]。最近，在新辅助治疗过程中，因肿瘤的进展或发生严重并发症的 11 例被排除在方案之外，并有 18 例在行剖腹探查术时肿瘤处于晚期而被排除 [16]，在 106 例患者中只有 65 例（61%）做了移植手术。在该组病例中，做了肝移植手术的患者预后良好，5 年生存率为 76%，复发率为 17%。许多因素已被确定与复发相关：术前血清 CA19-9 水平 >100，残余肿瘤大小 >2cm，周围的神经侵犯 [16]。

这两个研究的结果都很令人鼓舞，而且是文献报道远期效果良好和复发率低的仅有的两例。另一方面，一些学者强调，这些经验中关于手术切除的数据是没有可比性的。这两个研究中，患有 PSC 的患者比例非常高（在 Mayo 临床中心为 65% [16]）。相比手术切除的患者，怀疑为 PSC 的患者经常进行随访，确定诊断时多是处于肿瘤早期 [24]。

结　论

目前，肝移植治疗肝门部胆管癌的研究有限，而且在临床实践中还没有关于使用这种治疗的指征。对于积极的新辅助治疗似乎可以显著改善远期效果，但目前只有初步的经验。

参考文献

1. Alessiani M, Tzakis A, Todo S et al (1995) Assessment of five-year experience with abdominal organ cluster transplantation. J Am Coll Surg 180(1):1–9
2. Meyer CG, Penn I, James L (2000) Liver transplantation for cholangiocarcinoma: results in 207 patients. Transplantation 69(8):1633–1637

3. Robles R, Figueras J, Turrion VS et al (2004) Spanish experience in liver transplantation for hilar and peripheral cholangiocarcinoma. Ann Surg 239(2):265–271

4. Goss JA, Shackleton CR, Farmer DG et al (1997) Orthotopic liver transplantation for primary sclerosing cholangitis. A 12-year single center experience. Ann Surg 225(5):472–481; discussion 481–483

5. Shimoda M, Farmer DG, Colquhoun SD et al (2001) Liver transplantation for cholangiocellular carcinoma: analysis of a single-center experience and review of the literature. Liver Transpl 7(12):1023–1033

6. Abu-Elmagd KM, Selby R, Iwatsuki S et al (1993) Cholangiocarcinoma and sclerosing cholangitis: clinical characteristics and effect on survival after liver transplantation. Transplant Proc 25(1 Pt 2):1124–1125

7. O'Grady JG, Polson RJ, Rolles K et al (1988) Liver transplantation for malignant disease. Results in 93 consecutive patients. Ann Surg 207(4):373–379

8. Pichlmayr R, Weimann A, Klempnauer J et al (1996) Surgical treatment in proximal bile duct cancer. A single-center experience. Ann Surg 224(5):628–638

9. Iwatsuki S, Todo S, Marsh JW et al (1998) Treatment of hilar cholangiocarcinoma (Klatskin tumours) with hepatic resection or transplantation. J Am Coll Surg 187(4):358–364

10. Neuhaus P, Jonas S (2000) Surgery for hilar cholangiocarcinoma—the German experience. J Hepatobiliary Pancreat Surg 7(2):142–147

11. Zheng SS, Huang DS, Wang WL et al (2002) Orthotopic liver transplantation in treatment of 77 patients with end-stage hepatic disease. Hepatobiliary Pancreat Dis Int 1(1):8–13

12. Sudan D, DeRoover A, Chinnakotla S et al (2002) Radiochemotherapy and transplantation allow long-term survival for nonresectable hilar cholangiocarcinoma. Am J Transplant 2(8):774–779

13. De Vreede I, Steers JL, Burch PA et al (2000) Prolonged disease-free survival after orthotopic liver transplantation plus adjuvant chemoirradiation for cholangiocarcinoma. Liver Transpl 6(3):309–316

14. Heimbach JK, Gores GJ, Haddock MG et al (2004) Liver transplantation for unresectable perihilar cholangiocarcinoma. Semin Liver Dis 24(2):201–207

15. Rea DJ, Heimbach JK, Rosen CB et al (2005) Liver transplantation with neoadjuvant chemoradiation is more effective than resection for hilar cholangiocarcinoma. Ann Surg 242(3):451–458; discussion 458–461

16. Heimbach JK, Gores GJ, Haddock MG et al (2006) Predictors of disease recurrence following neoadjuvant chemoradiotherapy and liver transplantation for unresectable perihilar cholangiocarcinoma. Transplantation 82(12):1703–1707

17. Ringe B, Wittekind C, Bechstein WO et al (1989) The role of liver transplantation in hepatobiliary malignancy. A retrospective analysis of 95 patients with particular regard to tumour stage and recurrence. Ann Surg 209(1):88–98

18. Penn I (1991) Hepatic transplantation for primary and metastatic cancers of the liver. Surgery 110(4):726–734; discussion 734–735

19. Goldstein RM, Stone M, Tillery GW et al (1993) Is liver transplantation indicated for cholangiocarcinoma? Am J Surg 166(6):768–771; discussion 771–772

20. Neuhaus P, Blumhardt G (1994) Extended bile duct resection—a new oncological approach to the treatment of central bile duct carcinomas? Description of method and early results. Langenbecks Arch Chir 379(2):123–128

21. Cherqui D, Alon R, Piedbois P et al (1995) Combined liver transplantation and pancreatoduodenectomy for irresectable hilar bile duct carcinoma. Br J Surg 82(3):397–398

22. Anthuber M, Schauer R, Jauch KW et al (1996) Experiences with liver transplantation and liver transplantation combined with Whipple's operation in Klatskin tumour. Langenbecks Arch Chir Suppl kongressbd 113:413–415

23. Pitt HA, Nakeeb A, Abrams RA et al (1995) Perihilar cholangiocarcinoma. Postoperative radiotherapy does not improve survival. Ann Surg 221(6):788–797; discussion 797–798

24. Lang H, Sotiropoulos GC, Kaiser GM et al (2005) The role of liver transplantation in the treatment of hilar cholangiocarcinoma. J Hepatobiliary Pancreat Surg 7:268–272

辅助和新辅助疗法

　　胆管癌手术切除后的局部复发很常见，为了得到更好地控制，可单独放射治疗或联合化疗 [1]，虽然也有其他学者建议手术切除后单独使用化疗，不过在胆道肿瘤的各个中心，这些治疗的应用尚不规范。

　　Pitt 对 IHPBA、AHPBA 和美国外科医师学院肿瘤学组的各成员之间进行了研究，发现 70% 的美国外科医生将放射治疗作为辅助治疗，而在亚洲 / 太平洋地区为 40%，欧洲仅为 29%。化疗在这些不同地区的应用，有一个相似的分布（分别为 66%、79% 和 68%），在美洲和亚洲 / 太平洋地区的外科医生应用联合放化疗比在欧洲的外科医生多（分别为 71%、55% 和 29%）[2]。

化　疗

　　肝门部胆管癌手术切除后辅助化疗的作用目前还不清楚。一些学者认为，切除的淋巴结阳性是其应用的指征 [3]。最常用的药物是单独应用 5-Fu 或联合其他药物，如甲氨蝶呤、亚叶酸钙、顺铂、丝裂霉素 C 或 α - 干扰素。就用药途径来说，除了全身用药外，还有局部的、动脉内和胆管腔内用药。不过大部分的研究都是小样本和单一分组的回顾性经验，数据无可比性。

　　最近，Takada 报道一项包括 158 例胰腺癌、118 例肝外胆道肿瘤、112 例胆囊癌和 48 例乳头癌的随机对照Ⅲ期研究 [4]，提供了胆 - 胰肿瘤切除后的辅助治疗的数据。一组患者术后给予辅助化疗（两个周期丝裂霉素 C 加 5-Fu，然后长期口服 5-Fu 直至有复发可能），另一组患者单纯手术切除治疗，两组未见有显著性差异，分层分析两组淋巴结的阳性率为 84% 对 88%，根治性切除率为 59% 对 63%，5 年生存率为 26.7% 对 24%。他发现胰腺癌和乳头癌的结果类似，而胆囊癌患者化疗组的生存率比非化疗组显示出较好的效果（5 年生存率为 26% 对 14.4%，p=0.0367）。

新药物的使用价值，如吉西他滨和奥沙利铂尚无文献报道。目前，对于这些肿瘤除了临床对照试验外，化疗作为辅助治疗没有任何作用 [5]。

放射治疗

20 世纪 90 年代，John Hopkins 的非随机研究中 [6-7] 外部的或内部的单纯放疗没有显示出任何获益。相反，Kamada [8] 则报道放射治疗使手术切除并且显微镜下切缘是阳性的患者（R1 的切除）的生存率较好。

最近的两项研究证明，放射治疗有改善肝门部胆管癌患者生存率的作用。日本的一项研究比较了四组患者：（1）单纯手术治疗（21 例）；（2）手术联合外放射治疗（8 例，平均剂量 43.6Gy）；（3）手术联合术中放射治疗（IORT）（12 例，平均剂量 21Gy）；（4）手术联合外放射和术中放射治疗（22 例）。结果显示，联合治疗具有较好的肿瘤局部控制效果（联合治疗为 80%，单纯手术治疗为 31%），而且接受双重放射治疗（外放射 +IORT）的患者生存率更好（5 年生存率为 39.2%，单纯手术治疗为 13.5%）[9]。

一项欧洲的研究 [10] 比较一组单纯接受外科手术治疗的患者（20 例）与另一组接受两种不同类型的辅助性放射治疗，前者仅外放射（30 例，平均剂量 46Gy），后者（41 例）为外放射治疗（平均剂量 42.3 Gy）联合铱内放疗（平均剂量 10.4 Gy）。结果显示，接受辅助治疗者有较好的存活率，中位生存期分别为 24 个月和 8 个月。但也发现接受两种放射治疗方法的患者生存期无显著性差异（中位生存期分别为 21 个月和 30 个月）。

化学放射治疗

由于有些药物如 5-Fu 和吉西他滨，可以增加放射的敏感性，可以假设联合疗法可能比单一个疗法更有效。然而文献报道的结果不同，甚至对这种治疗组合尚有争议。在一组 84 例胆管癌（I期 30 例，II、III 期 54 例）进行单纯手术或手术联合化放疗（40Gy+ 置入 5-Fu）研究，Kim 等 [11] 报道 47 例 R0 切除者 5 年生存率为 36%，25 例 R1 切除为 35%；而 2 例 R2 切除为 0，在 R1 切除者显示这种联合治疗的价值。其他研究也有类似的结果 [12-13]，主要是显示对显微镜下切缘有肿瘤浸润的患者更有价值 [11，14]。不过，Figueras 报道放化疗比单纯的放射治疗没有显示出任何优势 [15]。

Nakeeb 回顾比较两组不同类型的放化疗（RT+5-Fu 与 RT+5-Fu+ 吉西他滨），结果表明，联合 5-Fu+ 吉西他滨组比单独用 5-Fu 组显示出较高的生存率（$p<0.05$）[16]。

新辅助治疗

新辅助疗法已在其他肿瘤学领域改变了治疗策略和远期效果，但尚不适于近期出现黄疸的胆管癌患者。

20 世纪 90 年代末，虽然研究这种疗法的论文中治疗患者例数少（只有 9 例，包括 5 例肝门部和 4 例周边胆管癌）[17]，但其数据还是令人鼓舞的。研究者采用了一个联合化疗放射治疗方案：5-Fu300mg /（m^2·d），从周一至周五联合外放射治疗（45~50Gy）。结果表明，标本病理结果证实完全有效的 3 例（33%），100% 的病例切缘阴性，而未治疗者为 54%，而且治疗的耐受性很好，术后无严重并发症。

除该研究外，尚无其他应用新辅助治疗的文献报道，但目前正在进行两项新辅助放化疗和肝移植的试验。

Nebraska 大学制订了一个方案，移植前通过双侧 PTCD 使用

铱 192 内放疗（60Gy），联合输注 5-Fu，剂量为 300mg／（m²·d），
直到肝移植。结果显示，17 例患者中 5 例因疾病进展排除移植，另
有 5 例出现导管相关并发症（4 例胆管穿孔和 1 例胆管门静脉瘘）
而导致死亡 [18]。

在美国明尼苏达州罗彻斯特 Mayo 临床小组，采用了与前面类
似的放化疗方案：外部的 RT（45Gy）联合输注 5-Fu，剂量为
500mg／（m²·d），连续 3 天，接着采用内照射（20~30Gy）的腔内治
疗联合输注 5-Fu，剂量为 225mg／（m²·d）。然后剖腹探查，以评估
肿瘤的程度。符合标准的患者，纳入研究继续灌注 5-Fu 直到移植。
在更近的研究中，5-Fu 被卡培他滨取代 [19-20]。

结果有 4 例导管相关并发症（胆管炎，肝脓肿，败血症），其中
1 例死于肝脓肿。

最近 Wiedmann 等 [21] 在 I 和 II 期飞行试验中，研究光动力
疗法作为新辅助治疗对 7 例中晚期胆管癌的治疗效果。虽然病例数
少，但已呈现出良好的局部控制效果，可使手术切缘阴性。不过在
术后一年内有 17% 的患者出现复发。

结　论

目前没有数据支持辅助治疗和新辅助治疗的疗效。文献数据其
实存在矛盾：尽管有研究显示出治疗具有可以接受的效果，而其他
学者却报道未发现有任何治疗优势。所有研究主要都受发病率不高、
病例少的限制，每个中心的研究都缺乏足够的病例数和长期随访，
往往在研究中包含其他疾病。因此，对胆管癌迄今为止还没有显示
出治疗价值，只能在做对照研究和相关的转介中心时应用。

参考文献

1. Chari RS, Anderson CA, Bavarese DMF (2003) Treatment of cholangiocarcinoma. I. In: Rose BD (ed) UpToDate. UpToDate, Wellesley, MA, pp [AQ3]
2. Pitt HA, Broelsch C, Fong Y et al (2003) Adjuvant therapy for biliary malignancies: international trends and possibilities. J Gastrointest Surg 7:309A
3. Nagino M, Nimura Y (2006) Perihilar cholangiocarcinoma with emphasis on presurgical

management. In: Blumgart LH (ed) Surgery of the liver, biliary tract, and pancreas. 4 edn. Saunders Elsevier, Philadelphia, pp 804–814

4. Takada T, Amano H, Yasuda H et al; Study Group of Surgical Adjuvant Therapy for Carcinomas of the Pancreas and Biliary Tract (2002) Is postoperative adjuvant chemotherapy useful for gallbladder carcinoma? A phase III multicenter prospective randomized controlled trial in patients with resected pancreaticobiliary carcinoma. Cancer 95(8):1685–1695

5. Khan SA, Thomas HC, Davidson BR, Taylor-Robinson SD (2005) Cholangiocarcinoma. Lancet 366(9493):1303–1314

6. Cameron JL, Pitt HA, Zinner MJ et al (1990) Management of proximal cholangiocarcinomas by surgical resection and radiotherapy. Am J Surg 159(1):91–97; discussion 97–98

7. Pitt HA, Nakeeb A, Abrams RA et al (1995) Perihilar cholangiocarcinoma. Postoperative radiotherapy does not improbe survival. Ann Surg 221(6):788–797; discussion 797–798

8. Kamada T, Saitou H, Takamura A et al (1996) The role of radiotherapy in the management of extrahepatic bile duct cancer: an analysis of 145 consecutive patients treated with intraluminal and/or external beam radiotherapy. Int J Radiat Oncol Biol Phys 34(4):767–774

9. Todoroki T, Ohara K, Kawamoto T et al (2000) Benefits of adjuvant radiotherapy after radical resection of locally advanced main hepatic duct carcinoma. Int J Radiat Oncol Biol Phys 46(3):581–587

10. Gerhards MF, van Gulik TM, Gonzalez D et al (2003) Results of postoperative radiotherapy for resectable hilar cholangiocarcinoma. World J Surg 27(2):173–179

11. Kim S, Kim SW, Bang YJ et al (2002) Role of postoperative radiotherapy in the management of extrahepatic bile duct cancer. Int J Radiat Oncol Biol Phys 54(2):414–419

12. Robertson JM, Lawrence TS, Andrews JC et al (1997) Long-term results of hepatic artery fluorodeoxyuridine and conformal radiation therapy for primary hepatobiliary cancers. Int J Radiat Oncol Biol Phys 37(2):325–330

13. Whittington R, Neuberg D, Tester WJ et al (1995) Protracted intravenous fluorouracil infusion with radiation therapy in the management of localized pancreaticobiliary carcinoma: a phase I Eastern Cooperative Oncology Group Trial. J Clin Oncol 13:227–232

14. Serafini FM, Sachs D, Bloomston M et al (2001) Location, not staging, of cholangiocarcinoma determines the role for adjuvant chemoradiation therapy. Am Surg 67(9):839–843; discussion 843–844

15. Figueras J, Llado L, Valls C et al (2000) Changing strategies in diagnosis and management of hilar cholangiocarcinoma. Liver Transpl 6(6):786–794

16. Nakeeb A, Tran KQ, Black MJ et al (2002) Improved survival in resected biliary malignancies. Surgery 132(4):555–563; discussion 563–564

17. McMasters KM, Tuttle TM, Leach SD et al (1997) Neoadjuvant chemoradiation for extrahepatic cholangiocarcinoma. Am J Surg 174(6):605–608; discussion 608–609

18. Sudan D, DeRoover A, Chinnakotla S et al (2002) Radiochemotherapy and transplantation allow long-term survival for nonresectable hilar cholangiocarcinoma. Am J Transplant 2(8):774–779

19. De Vreede I, Steers JL, Burch PA et al (2000) Prolonged disease-free survival after orthotopic liver transplantation plus adjuvant chemoirradiation for cholangiocarcinoma. Liver Transpl 6(3):309–316

20. Heimbach JK, Gores GJ, Nagorney DM, Rosen CB (2006) Liver transplantation for perihilar cholangiocarcinoma after aggressive neoadjuvant therapy: a new paradigm for liver and biliary malignancies? Surgery 140(3):331–334

21. Wiedmann M, Caca K, Berr F et al (2003) Neoadjuvant photodynamic therapy as a new approach to treating hilar cholangiocarcinoma: a phase II pilot study. Cancer 97(11):2783–2790

姑息治疗

减轻黄疸（减黄）

胆管癌治疗的主要目的是要做到切缘阴性的根治性切除，但这一目标有 1/2 ~ 2/3 的患者不能实现 [1-2]（仅 Nimura 报道切除率为 80% [1-3]）。因此多数胆管癌患者需要姑息性地减轻黄疸治疗，而且局部复发伴有复发性的黄疸是手术后最常见的问题，也需要进行减黄治疗。

减黄指征：

– 顽固性瘙痒；

– 胆管炎；

– 拟行短距离内放射治疗；

– 改善准备进行化疗和 / 或放射治疗患者的肝功能；

– 手术切除后复发的治疗。

虽然病理诊断对于可切除肿瘤的患者并不是必需的，但是对于要接受姑息治疗的患者则是一定需要的 [4]。

治疗的选择

减黄策略的选择取决于作出不能切除的诊断的时机。实际上，如果是在术前或预先的腹腔镜检查作出诊断，有两种方式可以选择：经内镜和经皮穿刺。反之，若是在术中验证为不能切除的则有不同的选项：如果已经放置了引流管，外科手术处理要维持胆道引流通畅，否则要在术中放置或术后经内镜或经皮穿刺放置跨肿瘤的经导管引流。

如果选择减黄治疗，必须考虑每种治疗方式的成本、获益和患者的预期寿命（多于或少于 6 个月）（图 1）。

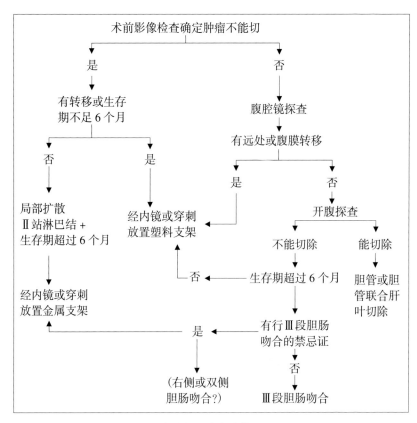

图 1　不能切除的肝门部胆管癌姑息性治疗决策的流程图

如前所述，引流 25%~50% 的肝体积对于解决黄疸及瘙痒是足够的 [5-7]。然而，制订一个正确的治疗方案，必须熟悉胆管汇合部和肝内分支的解剖，一、二级胆管汇合部可能出现解剖变异；了解肿瘤在胆管内的扩散程度；有或没有肝段的萎缩。

内镜或经皮穿刺引流

作为评价胆管内（纵向）肿瘤的扩散和术前黄疸的引流方法，内镜或经皮穿刺的途径哪种更好，目前仍无一致的意见。一些学者对于术前检查提示不能切除的胆管癌患者，认为内镜引流是一个治疗选择［8-10］，甚至可以取代手术减黄［11］。而另有学者［4，12-17］认为，经皮穿刺引流术是一个治疗的选择。不过，在某些情况下，胆道减压需要联合内镜／经皮穿刺两种方法，而少数病例只适于做简单的外引流。

塑料或金属支架

引流支架有两种选择：塑料或金属支架。塑料支架的优点是成本低，易于放置，维持通畅的时间中等（约 3 个月）；缺点是管腔的口径小（10 F），以致于常被胆泥堵塞，有阻塞二级胆管的风险。这两个因素可以引起胆管炎，有发生率在 20%~40% 的放置支架的病例［11，18-19］。

金属内支架的口径较大（30F），放置的时间长，有时可以一直坚持到患者度过余生，而且由于它是有孔的，没有阻塞相邻肝段胆管的风险；缺点是成本高，支架本身不能取出［20］。比较两种支架的对照研究［21-24］，已确认金属内支架维持功能的放置时间较长（中位时间为 6 个月）［19，25-26］，发生胆管炎百分比为 4.9%~6%［19，26］，支架晚期闭塞 23%。所有这些因素决定了金属内支架一般不需要更换和再住院，减少了抗生素使用，最终整体成本降低，患者有更好的生活质量。但是，也发现了两种支架引流术后生存期无显著差异。

选择合适的支架必须考虑患者的预期生存时间。没有远处转移迹象的不能切除、预期生存期为 6 个月或更长者，放置金属支架使患者更受益；相反，伴有肝内或远处转移的不能切除、预期生存短（<3 个月）者，放置塑料支架就足够了［22］。

仍存在争论的另一点是充分减黄所需放置支架的数量：如果肿瘤处于 Bismuth-Corlette 分型的 I 型时，放置一根支架引流显然就足够了；Ⅱ~Ⅳ型者需要放置多少根引流意见尚不统一。

许多不同的研究对单侧和双侧引流进行比较。Deviere［27］和 Cheng［26］的结果显示，行双侧引流的效果较好，生存期更长（178 天对 118 天）且并发症发生率较低。Abu-Hamda 也证明双侧比单侧引流的效果好，尤其是当对比剂分布在双侧肝脏时 [9]。
DePalma 在前瞻性随机对照研究中 [19]，比较了单侧和双侧引流的
不同方式，单侧引流比双侧引流的支架放置成功率（89% 对 77%）、
胆道引流成功率（81% 对 73%）更高，并发症（19% 对 27%）更
少，相关的死亡率、晚期并发症和生存率的结果类似。Inal 等研究
对比单侧和双侧引流在临床上治疗效果或支架通畅率并未发现显著
差异 [28]。

　　Watanapa 研究梗阻性黄疸的患者行单侧或完全的胆道手术减压
后，肝脏的改变结果为单侧引流与双侧引流类似，肝功能均可在 6
周后恢复 [29]。

　　较好的术前分型结合 MRCP 检查无创技术的应用，指导更多采
用选择性单侧引流。事实上，这种影像技术也可进行良好的分期，可减
少对比剂的注射，降低胆道污染的风险。否则胆道受污染就必须引流。

　　双侧或多根引流仅适用于对侧叶或段有胆管炎的患者。

手术减黄

　　当术中确定肿瘤不能切除时，就要选择其他治疗方法，代表性
的外科减黄手术是与周边肝内胆管行胆肠吻合的胆肠旁路手术。

　　最常见的是将Ⅲ段肝内胆管与空肠行胆管 - 空肠吻合术，即所
谓的 B3 胆管 - 空肠吻合术。该技术首先被 Hepp-Couinaud 提出，
需要完全或部分切除肝脏的Ⅲ段，识别出胆管后，将其与
Roux-en-Y 的空肠祥做胆管和空肠的端侧吻合。随后，在 1957 年，
Soupault 和 Couinaud 改良了这种技术，即通过肝脏切开的方法直接
到达Ⅲ段的胆管，从而避免了肝切除。胆管的游离是通过脐裂。这
个方法可以识别出Ⅲ段入口处胆管的分支，梗阻性黄疸患者胆管直
径可达 4~6mm，然后将其与 Roux-en-Y 的空肠祥间断缝合，行胆
管 - 空肠吻合术。为了便于术后吻合口的处理，吻合口可以放置支
撑管，用 Vitzel 技术从肠祥或从肝脏（Volker）引出。这种方法通过
20 世纪 70 年代的 Bismuth 和 Corlette [30] 及 80 年代的 Blumgart 和
Kelly [31] 得到普及。

　　B3 肝内胆管空肠吻合术的禁忌证包括：肝左叶萎缩；PTCD 对

右叶做引流；右叶有胆管炎；引流肝实质的体积少于30%或少于两个肝段；存在门静脉高压症 [8, 32]。

对右叶的减压手术可以通过楔形切除或肝脏切开的方法找到第V段和第VI段胆管实施。不同于B3的肝内胆管空肠吻合术是分离胆管更困难而且需要冒更大的风险，包括发生严重并发症（胆漏）和胆道减压效果差。

B3肝内胆管 – 空肠吻合术的手术后死亡率为3%~12% [7, 32-36]，并发症发生率为17%~51%。据MSKCC的报道 [33]，胆管癌的患者行B3的肝内胆管空肠吻合术后无死亡，胆囊癌患者死亡率为21.4%；胆管癌患者行右侧肝段胆管吻合术后的死亡率为14.3% [33]。

这类手术的最常见并发症是胆漏和与其相关的并发症，发生率为6%~21% [33-34, 36]。右侧胆管减压的手术并发症的发生率更高，由于手术失败再次手术的患者百分比为55%对15%（$p=0.06$） [33]。

一般认为III段的肝内胆管空肠吻合术与右侧的胆管吻合术相比，一年的吻合通畅率要高（80%对60%），两者差异没有统计学意义（$p=0.1$） [33]。

目前还没有前瞻性的随机对照研究比较手术与经皮穿刺或内镜引流对肝门部胆管癌患者减黄的效果，因此，依据我们以往的经验，III段胆管的旁路手术风险是可以接受的，包括死亡率和并发症发生率，与经皮穿刺和内镜放置支架的结果相似，并可以获得很好的减黄效果、较长的生存时间和较少的远期并发症。相反，右侧肝内胆管空肠吻合术的早期和晚期的并发症发生率和死亡率均较高，因此与非手术胆道减压相比没有竞争力。

其他手术减黄的可能方法还有：

- *跨肿瘤的插管引流*。这个方法因死亡率高（27%）[37]，患者需带有外引流管及相关问题（脱落、堵塞、胆管炎），无应用吸引力。

- *姑息性的肝外胆道切除*。这个手术可以双侧引流 [39]，旁路手术具有相同的死亡率和并发症发生率 [38]，但复发率非常高，其应用指征有限。

化疗、放疗和光动力疗法

化疗和／或放疗等姑息治疗的指征是限于不能切除的、切除后复发或有转移的肝门部胆管癌的患者。单纯放疗或联合化疗是无远处转移的晚期肝门部胆管癌的指征。反之，如果存在远处转移，化疗是唯一可能的治疗。

化　疗

化疗的效果非常差［10，40-43］。事实上，目前并没有任何化疗药物是有效的，尚不足以改变肝门部胆管癌的自然病程。最常选用和研究的药物是 5-Fu，单独或与其他药物联用。一些研究报道，与单纯引流的患者相比，化疗没有显示出优势［44-45］。文献报道的有效率为 0（单独用 5-Fu［41］）~ 40%（在一组联合 5-Fu、表柔比星和顺铂治疗的患者［46］）。最后提示，5-Fu 与其他药物联用可以取得较好的效果。过去用的化疗药有亚叶酸钙、足叶乙苷、链脲菌素、丝裂霉素 C、阿霉素和 α - 干扰素。但是各个研究治疗的患者数量都很少，最少的 18 例，最多 37 例。中位生存期为 8 个星期至 12 个月。这些研究的局限性是，大部分报道的患者构成的资料是复杂的，有肝内和肝外胆管癌、胆囊癌，甚至某些病例是胰腺癌。

不过有一个报道［47］，一组 Karnosfy 指数大于 70% 的患者经 5-Fu、亚叶酸钙和足叶乙苷治疗与仅行支持治疗的患者相比，显示出生活质量改善和积极的趋势（6.5 个月对 2.5 个月，$p=0.10$）。

最近的一项 II 期研究［48］，一组 30 例不能切除的胆管癌患者利用 Seldinger 技术，动脉内灌注表柔比星和顺铂，同时全身应用 5-Fu，发现 40% 的患者（12/30 例）有积极的效果：1 例完全有效和 11 例部分有效。肿瘤无进展的中位时间和总体存活时间分别为 7.1 个月和 13.2 个月，1 年和 2 年生存率分别为 54% 和 20%，并发现 30% 的患者生活状况改善。

最近，吉西他滨被引入临床治疗胆道肿瘤，按不同剂量单独使用，有效率从 8%[49]~60%[50]，中位生存期 6.3~16 个月。或与其他药物合用，如 5-Fu、顺铂、奥沙利铂、多烯紫杉醇、伊立替康和卡培他滨，有效率不同，从 9%（吉西他滨 - 多西紫杉醇联合）[51]~50% 的联合吉西他滨 - 顺铂 [52]，中位生存期在 20 个星期 [53] 和 15.4 个月 [54] 之间，并且出现的毒性反应可以接受。

更有效的组合是吉西他滨联合顺铂应用在全身情况和肝功能良好的患者 [43]（有效率为 27.5%~50%，中位生存期为 5~11.3 个月），还有吉西他滨加奥沙利铂（全身状况良好的患者有效率为 35%，欠佳者为 22%）。相反，联合应用卡培他滨、依立替康和多西紫杉醇似乎并没有效果 [43]。

总之，至今还没有证据显示应用这些治疗可以缓解胆管细胞癌，但结果较过去令人鼓舞。对有应用前景的药物还需要更大样本的随机对照的Ⅲ期临床研究。

放射治疗

放射治疗的种类不同：有外照射、短距离内照射和两者结合。短距离内照射的放射源可以经内镜或经皮穿刺放置。

放射治疗研究的结果也不同。有学者 [55–57] 认为，治疗有利于患者胆道减压及疼痛控制，生活质量较好。与其相反，其他学者 [58] 即使使用不同剂量照射（30 ~ 85Gy），结果也没有发现外照射治疗的优势，甚至单独应用短距离内照射或联合外照射治疗的结果也是不同的。事实上，一些学者报道放疗有益的结果 [1, 56, 59–61]，而其他学者不仅否认其效果 [11]，而且提示并发症发生率高，为 8% ~ 42% [11, 56, 60–61]，主要是胆管炎（40% ~ 50%）、胃肠毒性。

光动力疗法

光动力疗法应用于没有远处转移，但不能切除肿瘤的局部控制。同其他类型的肿瘤，如食道、结肠、胃、支气管、膀胱和脑组织中的肿瘤一样，光动力疗法已被应用到胆管癌的治疗 [62] 中。这种方法需要注射一个光敏药物（卟菲尔钠），用药 24~48 小时后，药物选择性地在肿瘤细胞内聚集；其后细胞毒性自由基，如纯态氧，通过胆道镜的光活化作用释放出来导致肿瘤细胞的死亡。多项的 II 期临床研究报道，中位生存期为 330~439 天，1 年生存率为 45%～78%［39，62］。最近 Ortner 组对 39 例 III、IV 期的胆管癌患者放置了胆管支架进行前瞻性随机研究［63］，给予或未给予光动力疗法治疗，治疗组显示出较好的生存期（493 天对 98 天），胆汁淤积率降低，生活质量和身体状况改善。他认为，治疗效果的差异是由治疗后肿瘤的体积缩小，产生了较好的胆道减压效果所造成的。

Witzigmann［64］评估了外科手术切除及姑息治疗的 184 例肝门部胆管癌（切除 60 例：R0 的 42 例，R1-R2 的 18 例。56 例胆道支架治疗；68 例胆道支架结合光动力疗法），总结对比胆道支架结合光动力疗法治疗的患者与单纯放置胆道支架的患者的结果，两组的中位生存期分别为 12 个月和 6.4 个月（$p<0.01$），血胆红素降低（$p<0.05$）和 Karnofsky 指数增高（$p<0.01$），两组间差异显著。而且光动力疗法治疗患者的中位生存期与 R1-R2 切除患者相近。

文献报道评价 150 例光动力疗法结合胆道支架的治疗，结果显示可以提高生存期，从 9.3 个月提高到 16.3 个月。

这些令人鼓舞的成绩还需要进一步证实，还需要通过新的研究来评价光动力疗法联合新的化疗药物能否产生更为可喜的效果。

参考文献

1. Chari RS, Anderson CA, Saverese DMF (2003) Treatment of cholangiocarcinoma II. In: Rose BD (ed) UpToDate. UpToDate, Wellesley, MA
2. Vauthey JN, Blumgart LH (1994) Recent advances in the management of cholangiocarcinomas. Semin Liver Dis 14(2):109–114
3. Nimura Y, Kamiya J, Kondo S et al (2000) Aggressive preoperative management and extended surgery for hilar cholangiocarcinoma: Nagoya experience. J Hepatobiliary Pancreat Surg 7(2):155–162
4. Abraham NS, Barkun JS, Barkun AN (2002) Palliation of malignant biliary obstruction: a prospective trial examining impact on quality of life. Gastrointest Endosc 56(6):835–841
5. Bismuth H, Malt RA (1979) Current concepts in cancer: carcinoma of the biliary tract. N Engl J Med 301(13):704–706
6. Dowsett JF, Vaira D, Hatfield AR et al (1989) Endoscopic biliary therapy using the combined percutaneous and endoscopic technique. Gastroenterology 96(4):1180–1186
7. Traynor O, Castaing D, Bismuth H (1987) Left intrahepatic cholangio-enteric anastomosis (round ligament approach): an effective palliative treatment for hilar cancers. Br J Surg

74(10):952–954
8. Singhal D, van Gulik TM, Gouma DJ (2005) Palliative management of hilar cholangiocarcinoma. Surg Oncol 14(2):59–74
9. Abu-Hamda EM, Baron TH (2004) Endoscopic management of cholangiocarcinoma. Semin Liver Dis 24(2):165–175
10. Anderson CD, Pinson CW, Berlin J, Chari RS (2004) Diagnosis and treatment of cholangiocarcinoma. Oncologist 9(1):43–57
11. Gerhards MF, van Gulik TM, Gonzalez Gonzalez D et al (2003) Results of postoperative radiotherapy for resectable hilar cholangiocarcinoma. World J Surg 27(2):173–179
12. Khan SA, Thomas HC, Davidson BR, Taylor-Robinson SD (2005) Cholangiocarcinoma. Lancet 366(9493):1303–1314
13. Shapiro MJ (1995) Management of malignant biliary obstruction: nonoperative and palliative techniques. Oncology 9(6):493–496, discussion 499–500, 503
14. England RE, Martin DF (1996) Endoscopic and percutaneous intervention in malignant obstructive jaundice. Cardiovasc Intervent Radiol 19(6):381–387
15. Nelsen KM, Kastan DJ, Shetty PC et al (1996) Utilization pattern and efficacy of nonsurgical techniques to establish drainage for high biliary obstruction. J Vasc Interv Radiol 7(5):751–756
16. Cowling MG, Adam AN (2001) Internal stenting in malignant biliary obstruction. World J Surg 25(3):355–359; discussion 359–361
17. Lillemoe KD, Cameron JL (2000) Surgery for hilar cholangiocarcinoma: the Johns Hopkins approach. J Hepatobiliary Pancreat Surg 7(2):115–121
18. Liu CL, Lo CM, Lai EC, Fan ST (1998) Endoscopic retrograde cholangiopancreatography and endoscopic endoprosthesis insertion in patients with Klatskin tumours. Arch Surg 133(3):293–296
19. De Palma GD, Galloro G, Siciliano S et al (2001) Unilateral versus bilateral endoscopic hepatic duct drainage in patients with malignant hilar biliary obstruction: results of a prospective, randomized, and controlled study. Gastrointest Endosc 53(6):547–553
20. Venbrux AC (2001) Current status of endoscopic pancreaticobiliary interventions. J Vasc Interv Radiol 12:155–162
21. Davids PH, Groen AK, Rauws EA et al (1992) Randomised trial of self-expanding metal stents versus polyethylene stents for distal malignant biliary obstruction. Lancet 340(8834–8835):1488–1492
22. Kaassis M, Boyer J, Dumas R et al (2003) Plastic or metal stents for malignant stricture of the common bile duct? Results of a randomized prospective study. Gastrointest Endosc 57(2):178–182
23. Prat F, Chapat O, Ducot B et al (1998) A randomized trial of endoscopic drainage methods for inoperable malignant strictures of the common bile duct. Gastrointest Endosc 47(1):1–7
24. Wagner HJ, Knyrim K, Vakil N, Klose KJ (1993) Plastic endoprostheses versus metal stents in the palliative treatment of malignant hilar biliary obstruction. A prospective and randomized trial. Endoscopy 25(3):213–218
25. Glattli A, Stain SC, Baer HU et al (1993) Unresectable malignant biliary obstruction: treatment by self-expandable biliary endoprostheses. HPB Surg 6(3):175–184
26. Cheng JL, Bruno MJ, Bergman JJ et al (2002) Endoscopic palliation of patients with biliary obstruction caused by nonresectable hilar cholangiocarcinoma: efficacy of self-expandable metallic Wallstents. Gastrointest Endosc 56(1):33–39
27. Deviere J, Baize M, de Toeuf J, Cremer M (1988) Long-term follow-up of patients with hilar malignant stricture treated by endoscopic internal biliary drainage. Gastrointest Endosc 34(2):95–101
28. Inal M, Akgul E, Aksungur E, Seydaoglu G (2003) Percutaneous placement of biliary metallic stents in patients with malignant hilar obstruction: unilobar versus bilobar drainage. J Vasc Interv Radiol 14(11):1409–1416
29. Watanapa P (1996) Recovery patterns of liver function after complete and partial surgical biliary decompression. Am J Surg 171(2):230–234

30. Bismuth H, Corlette MB (1975) Intrahepatic cholangioenteric anastomosis in carcinoma of the hilus of the liver. Surg Gynecol Obstet 140(2):170–178

31. Blumgart LH, Kelley CJ (1984) Hepaticojejunostomy in benign and malignant high bile duct stricture: approaches to the left hepatic ducts. Br J Surg 71(4):257–261

32. Connors S, Wigmore SJ, Madhavan KK et al (2005) Surgical palliation for unresectable hilar cholangiocarcinoma. HPB Surg 7:273–277

33. Jarnagin WR, Burke E, Powers C et al (1998) Intrahepatic biliary enteric bypass provides effective palliation in selected patients with malignant obstruction at the hepatic duct confluence. Am J Surg 175(6):453–460

34. Chaudhary A, Dhar P, Tomey S et al (1997) Segment III cholangiojejunostomy for carcinoma of the gallbladder. World J Surg 21(8):866–870; discussion 870–871

35. Guthrie CM, Banting SW, Garden OJ, Carter DC (1994) Segment III cholangiojejunostomy for palliation of malignant hilar obstruction. Br J Surg 81(11):1639–1641

36. Kapoor VK, Pradeep R, Haribhakti SP et al (1996) Intrahepatic segment III cholangiojejunostomy in advanced carcinoma of the gallbladder. Br J Surg 83(12):1709–1711

37. Launois B, Reding R, Lebeau G, Buard JL (2000) Surgery for hilar cholangiocarcinoma: French experience in a collective survey of 552 extrahepatic bile duct cancers. J Hepatobiliary Pancreat Surg 7(2):128–134

38. Jarnagin WR, Fong Y, DeMatteo RP et al (2001) Staging, resectability, and outcome in 225 patients with hilar cholangiocarcinoma. Ann Surg 234(4):507–517; discussion 517–519

39. Berr F, Wiedmann M, Tannapfel A et al (2000) Photodynamic therapy for advanced bile duct cancer: evidence for improved palliation and extended survival. Hepatology 31(2):291–298

40. Kajanti M, Pyrhonen S (1994) Epirubicin-sequential methotrexate-5-fluorouracil-leucovorin treatment in advanced cancer of the extrahepatic biliary system. A phase II study. Am J Clin Oncol 17(3):223–226

41. Takada T, Kato H, Matsushiro T et al (1994) Comparison of 5-fluorouracil, doxorubicin and mitomycin C with 5-fluorouracil alone in the treatment of pancreatic-biliary carcinomas. Oncology 51(5):396–400

42. Mazhar D, Stebbing J, Bower M (2006) Chemotherapy for advanced cholangiocarcinoma: what is standard treatment? Future Oncol 2(4):509–514

43. Thongprasert S (2005) The role of chemotherapy in cholangiocarcinoma. Ann Oncol 16(Suppl 2):ii93–ii96

44. Patt YZ, Hassan MM, Lozano RD et al (2001) Phase II trial of cisplatin, interferon alpha-2b, doxorubicin, and 5-fluorouracil for biliary tract cancer. Clin Cancer Res 7(11):3375–3380

45. Patt YZ, Jones DV Jr, Hoque A et al (1996) Phase II trial of intravenous flourouracil and subcutaneous interferon alfa-2b for biliary tract cancer. J Clin Oncol 14(8):2311–2315

46. Ellis PA, Norman A, Hill A et al (1995) Epirubicin, cisplatin and infusional 5-fluorouracil (5-FU) (ECF) in hepatobiliary tumours. Eur J Cancer 31A(10):1594–1598

47. Glimelius B, Hoffman K, Sjoden PO et al (1996) Chemotherapy improves survival and quality of life in advanced pancreatic and biliary cancer. Ann Oncol 7(6):593–600

48. Cantore M, Mambrini A, Fiorentini G et al (2005) Phase II study of hepatic intraarterial epirubicin and cisplatin, with systemic 5-fluorouracil in patients with unresectable biliary tract tumours. Cancer 103(7):1402–1407

49. Mezger J, Sauerbruch T, Ko Y et al (1998) Phase II trial of gemcitabine in gallbladder and biliary tract carcinomas. Onkologie 21:232–234

50. Dobrila-Dintinjana R, Kovac D, Depolo A et al (2000) Gemcitabine in patients with nonresectable cancer of the biliary system or advanced gallbladder cancer. Am J Gastroenterol 95:2476

51. Kuhn R, Hribaschek A, Eichelmann K et al (2002) Outpatient therapy with gemcitabine and docetaxel for gallbladder, biliary, and cholangio-carcinomas. Invest New Drugs 20(3):351–356

52. Carraro S, Servienti PJ, Bruno MF (2001) Gemcitabine and cisplatin in locally advanced or metastatic gallbladder and bile duct adenocancer. Proc Am Soc Clin Oncol 20:146B (abs

2333)
53. Doval DC, Sekhon JS, Gupta SK et al (2004) A phase II study of gemcitabine and cisplatin in chemotherapy-naive, unresectable gall bladder cancer. Br J Cancer 90(8):1516–1520
54. Andre T, Tournigand C, Rosmorduc O et al; GERCOR Group (2004) Gemcitabine combined with oxaliplatin (GEMOX) in advanced biliary tract adenocarcinoma: a GERCOR study. Ann Oncol 15(9):1339–1343
55. Shinchi H, Takao S, Nishida H, Aikou T (2000) Length and quality of survival following external beam radiotherapy combined with expandable metallic stent for unresectable hilar cholangiocarcinoma. J Surg Oncol 75(2):89–94
56. Ishii H, Furuse J, Nagase M et al (2004) Relief of jaundice by external beam radiotherapy and intraluminal brachytherapy in patients with extrahepatic cholangiocarcinoma: results without stenting. Hepatogastroenterology 51(58):954–957
57. Ohnishi H, Asada M, Shichijo Y et al (1995) External radiotherapy for biliary decompression of hilar cholangiocarcinoma. Hepatogastroenterology 42(3):265–268
58. Crane CH, Macdonald KO, Vauthey JN et al (2002) Limitations of conventional doses of chemoradiation for unresectable biliary cancer. Int J Radiat Oncol Biol Phys 53(4):969–974
59. Kuvshinoff BW, Armstrong JG, Fong Y et al (1995) Palliation of irresectable hilar cholangiocarcinoma with biliary drainage and radiotherapy. Br J Surg 82(11):1522–1525
60. Vallis KA, Benjamin IS, Munro AJ et al (1996) External beam and intraluminal radiotherapy for locally advanced bile duct cancer: role and tolerability. Radiother Oncol 41(1):61–66
61. Foo ML, Gunderson LL, Bender CE, Buskirk SJ (1997) External radiation therapy and transcatheter iridium in the treatment of extrahepatic bile duct carcinoma. Int J Radiat Oncol Biol Phys 39(4):929–935
62. Ortner MA, Liebetruth J, Schreiber S et al (1998) Photodynamic therapy of nonresectable cholangiocarcinoma. Gastroenterology 114(3):536–542
63. Ortner ME, Caca K, Berr F et al (2003) Successful photodynamic therapy for nonresectable cholangiocarcinoma: a randomized prospective study. Gastroenterology 125(5):1355–1363
64. Witzigmann H, Berr F, Ringel U et al (2006) Surgical and palliative management and outcome in 184 patients with hilar cholangiocarcinoma: palliative photodynamic therapy plus stenting is comparable to r1/r2 resection. Ann Surg 244(2):230–239

第二部分
肝内胆管细胞癌

诊　断

20%~30%的胆管细胞癌表现为肝内结节性肿块 [1-2]。此外，肝内胆管细胞癌也可能表现为胆管的息肉或局部狭窄。不包括结节型的肝内胆管癌，约 3/4 的胆管细胞癌表现为胆管局限性的狭窄，1/4 表现为胆管的息肉或弥漫性的狭窄 [3]。

超　声

结节型肝内胆管细胞癌（94.4%）比浸润型（5.6%）常见。前者往往是一个单发的肿块，主要位于肝实质的后叶。小结节（<3cm）常显示为低回声或等回声区，而 >3cm 的结节主要表现为强回声。当有多个病灶时，较大肿块的回声较子灶的回声要高。1/3 的患者可观察到低回声的声晕。

由于肿瘤位于肝脏周边的位置，胆管梗阻是相当罕见的，如果有，则是一个与肝细胞癌鉴别诊断非常有用的征象。有时因为肿瘤的中央部分出现坏死可能会出现低回声，或存在钙化时表现为高回声后方有声影。浸润生长型的胆管癌表现为肝叶中界限不清的实质性占位（图 1，图 2）。

乏血供的胆管癌在彩色多普勒超声检查时表现为微弱的彩色信号，这是与肝细胞癌（多血供的）非常有用的鉴别诊断标志。

计算机断层扫描（CT）

CT 平扫显示单个或伴有多个卫星灶的低密度占位影。在黏蛋白分泌增多的胆管癌，CT 平扫时病灶的中央可能出现钙化灶。增强

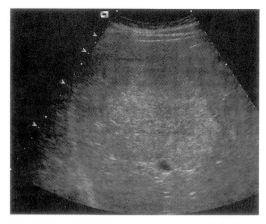

图 1　肝右叶大的肿块型肝内胆管细胞癌

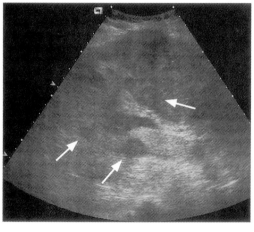

图 2　肿块型肝内胆管细胞癌伴有肝内转移（白色箭头）的超声图像

CT 扫描时，周围型胆管细胞癌最常见的对比增强形式是肝动脉和门静脉期的周边稀疏的、轻度的环形强化 [4]（图 3）。

在动脉和门静脉期，明显的低密度混杂着不均匀的稍高密度影，是周围型胆管细胞癌在螺旋 CT 扫描两期中的肿瘤内部的特征性表现 [4]。周围型胆管细胞癌明显的低密度区反映的是肿瘤弥漫性的粉刺型坏死的微囊改变。肿瘤内部稍高密度区可能与含有黏蛋白有关，CT 扫描时黏蛋白呈现为高密度影 [4]。

平衡期对比增强图像，肝内胆管癌的增强明显大于正常肝实质。这种情况见于 74% 的患者的延迟期成像 [5]。因此这种方法可以有效地检测肝内胆管细胞癌结节，可将其与扩张的胆管或肝脏的

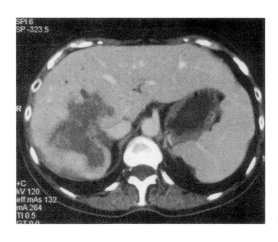

图 3 肝右叶低密度肿块伴有肝包膜回缩

脂肪浸润相鉴别，可以更好地确定肿瘤边缘。此外，虽然在诊断上没有必要，但延迟强化作为 CT 引导下穿刺活检的目标还是有所帮助的。已有人认为，胆管癌典型的延迟强化可能是因为对比剂存留在作为肿瘤主要成分的纤维基质内 [6-7]。

除了纤维化，其他因素也影响延迟强化，例如纤维化的分布 [5] 与肿瘤的分级，因为分化良好的肿瘤比低分化的肿瘤更容易保留住对比剂，表现为延迟期的强化 [5]。胆管癌与肝细胞癌或其他多血供的肿瘤对比增强的方式不同，其中多血供的肿瘤最常见的表现为肝动脉期呈明显高密度，而门静脉期呈等密度或低密度。此外，胆管癌最常发生在非肝硬化的肝脏并经常造成胆管扩张。其他特点还包括无假包膜、存在瘤内的钙化，很少见血管侵犯。突破肝包膜扩散和侵犯邻近器官在肝内胆管癌是常见的，但在肝细胞癌罕见。周围型胆管细胞癌很少侵犯附近的血管。所有这些指标都有利于鉴别诊断胆管细胞癌及肝细胞癌这两个最常见的原发性肝肿瘤。

低血供的转移癌，特别是从胃肠道转移来的腺癌，表现可能类似于周围型胆管细胞癌，要作出鉴别诊断有时非常困难 [8]。转移癌与肝内胆管癌相鉴别的线索有：后者原发肿瘤不明确，肿瘤的体积相对比较大，其他辅助的发现如肝段或亚段的胆管扩张、肝包膜的收缩 [4]。

有时乳头状的肝内胆管细胞癌产生丰富的黏蛋白，有可能出现钙化，以至于表现为一个类似于胆管囊腺癌、有明确边缘的囊性肿块。黏蛋白也可能阻塞癌肿远端的胆管管腔 [9] （图 4）。

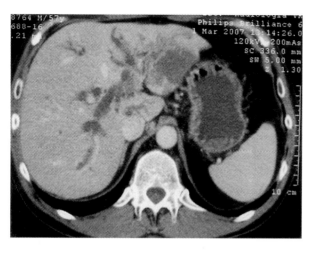

图 4 轴位 CT 图像。动脉期显示左肝管的一个低密度中央型的肿块侵犯左肝动脉

磁共振成像

　　胆管癌磁共振成像表现为一个没有完整包膜的肿瘤，T1 加权呈低信号和 T2 加权呈高信号。信号强度根据肿瘤中的纤维、坏死及黏液性物质的数量不同而变化。T2 加权像可见有中央低信号影，提示为病灶中央的纤维组织（中央瘢痕）。重要的一点是，用 MRI 诊断时，中央瘢痕可以是区分原发性肝肿瘤和肝转移癌的一个可靠鉴别点 [10-11]。中央瘢痕在延迟的影像可以被钆螯合物强化，但在肿瘤仅中强化为等信号；在局灶性结节型增生中则呈现为高信号影 [13]。

　　黏液性的胆管癌是胆管细胞癌的一个亚型。根据其突出的特点，它可以在 T1 加权像呈现极低信号而在 T2 加权像呈现极高信号，这是由于在肿瘤中存在大的黏液湖。

　　在动态 MRI 的研究中，肿瘤的大小影响其增强的形式。小的肿瘤（2~4cm）可以类似于肝细胞癌均匀地强化 [12]，较大的肿瘤表现为明显的轻中度的周边强化，随后对比剂逐渐以同心圆向肿瘤内部充填［13］。MRI 延迟期成像，肿瘤内部对比剂的聚积是诊断周围型胆管细胞癌的一个特征性表现。但是，在延迟期不完全充填也有描述。这种特征性增强模式可能反映了在病灶的周边有大量的纤维组织和新生血管。

虽然有些学者强调指出，胆管细胞癌不常侵犯门静脉和肝静脉，这是一个与肝细胞癌鉴别的要点［14］，但是大部分学者的报道说，门静脉常被肿瘤侵及，他们强调了 MRI 在作出正确诊断中的作用［13］(图 5)。

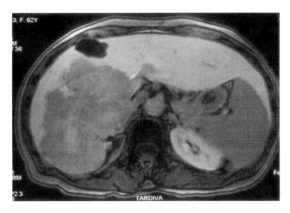

图 5 延迟期增强 T1 加权像显示肝右叶一低信号肿块

周围型的胆管细胞癌偶尔可见周边部分的肝内胆管扩张，尤其是有肝吸虫病的患者［15-16］。

血管造影术

血管造影时，肝内胆管细胞癌明显是低血供的，血管稀疏是肿瘤富含纤维组织的病理学特征性改变［17］。肝动脉和其他主要血管的包绕与肿瘤导致的硬化程度相关。

参考文献

1. Thorsen MK, Quiroz F, Lawson TL et al (1984) Primary biliary carcinoma: CT evaluation. Radiology 152(2):479–483
2. Nesbit GM, Johnson CD, James EM et al (1988) Cholangiocarcinoma: diagnosis and eval-

uation of resectability by CT and sonography as procedures complementary to cholangiography. AJR Am J Roentgenol 151(5):933–938

3. Kokubo T, Itai Y, Ohtomo K et al (1988) Mucin-hypersecreting intrahepatic biliary neoplasms. Radiology 168(3):609–614

4. Kim TK, Choi BI, Han JK et al (1997) Peripheral cholangiocarcinoma of the liver: two-phase spiral CT findings. Radiology 204(2):539–543

5. Lacomis JM, Baron RL, Oliver JH 3rd et al (1997) Cholangiocarcinoma: delayed CT contrast enhancement patterns. Radiology 203(1):98–104

6. Takayasu K, Ikeya S, Mukai K et al (1990) CT of hilar cholangiocarcinoma: late contrast enhancement in six patients. AJR Am J Roentgenol 154(6):1203–1206

7. Honda H, Onitsuka H, Yasumori K et al (1993) Intrahepatic peripheral cholangiocarcinoma: two-phased dynamic incremental CT and pathologic correlation. J Comput Assist Tomogr 17(3):397–402

8. Choi BI, Han JK, Shin YM et al (1995) Peripheral cholangiocarcinoma: comparison of MRI with CT. Abdom Imaging 20(4):357–360

9. Itai Y, Araki T, Furui S et al (1983) Computed tomography of primary intrahepatic biliary malignancy. Radiology 147(2):485–490

10. Ishak KG, Sesterhenn IA, Goodman ZD et al (1984) Epithelioid hemangioendothelioma of the liver: a clinicopathologic and follow-up study of 32 cases. Hum Pathol 15(9):839–852

11. Rummeny E, Weissleder R, Stark DD et al (1989) Primary liver tumours: diagnosis by MR imaging. AJR Am J Roentgenol 152(1):63–72

12. Adjei ON, Tamura S, Sugimura H et al (1995) Contrast-enhanced MR imaging of intrahepatic cholangiocarcinoma. Clin Radiol 50(1):6–10

13. Soyer P, Bluemke DA, Reichle R et al (1995) Imaging of intrahepatic cholangiocarcinoma: 1. Peripheral cholangiocarcinoma. AJR Am J Roentgenol 165(6):1427–1431

14. Ros PR, Buck JL, Goodman ZD et al (1988) Intrahepatic cholangiocarcinoma: radiologic-pathologic correlation. Radiology 167(3):689–693

15. Tani K, Kubota Y, Yamaguchi T et al (1991) MR imaging of peripheral cholangiocarcinoma. J Comput Assist Tomogr 15(6):975–978

16. Choi BI, Kim TK, Han JK (1998) MRI of clonorchiasis and cholangiocarcinoma. J Magn Reson Imaging 8(2):359–366

17. Kaude J, Rian R (1971) Cholangiocarcinoma. Radiology 100(3):573–580

预后的影响因素

主要影响肝内胆管癌（ICC）预后的因素是：大体类型（大小，多中心，血管、浆膜和胆道的侵犯）；局部的范围；淋巴结转移以及微观的和分子生物学模式。

大体类型

日本的肝癌研究组所提出的分类（LCSGJ）将肝内胆管细胞癌分成三种不同的大体类型：肿块型（MF）、管周浸润型（PI）和腔内生长型（IG）[1]。这三个大体形态反映了肿瘤的不同的生物行为及扩散方式，MF 型胆管癌与早期门静脉侵犯和肝内转移相关；PI 型的特点是侵犯胆道和 Glisson 鞘，更容易播散至肝门的淋巴结 [2-4]。

IG 型占可切除 ICC 患者的 8%~29% [5-7]。大多数情况下乳头状肿瘤分化良好，血管、淋巴管及神经周围的受侵犯率低 [5]。31%~36% 的病例径向扩散的肿瘤局限于小胆管的壁内，没有侵犯周围的肝实质 [5，8]。40% 以上 IG 型胆管癌的患者显示出这种肿瘤的特点，沿胆管播散到远离肿瘤的表面黏膜，这就是所谓的"表面扩散肿瘤" [8]。IG 型胆管癌手术切除后的远期存活率较好，5 年生存率为 41%~80% [5，7-8]。IG 型肿瘤的患者，甚至是有淋巴结转移的患者，生存期显著长于 MF 型和 PI 型的患者 [9]。R0 切除后复发率不是很高，有报道为 20% [5，8]。

MF 型胆管癌是最常见的类型，占所有病例的 60%~70% [10-11]。血管受累发生在 47% 的患者，肝内转移为 36%，淋巴结转移为 31% [12]。5 年生存率文献报道有所不同，从 25%~47%

（表1）。63%的 MF 型患者组织学检查证实有胆管受侵。这种病变的显微镜类型更多表现有不利的预后因素，伴有血管、神经和淋巴管受侵者增多（65%、69%和80%），相比之下肿瘤无胆管浸润者为33%、6%和33%［13］。有胆管受侵的 MF 型患者比那些没有胆管受侵的远期预后明显差，其5年生存率为11%对62%［13］。

PI 型胆管癌比其他两种类型的预后更差。这种肿瘤所占比例为15%~35%［9，11，14］。PI 型的肿瘤与肝门胆管浸润相关，经常发生同一位置的血管和淋巴受侵。反过来，门静脉受侵犯率和肝内转移的发生率低［2］。PI 患者的5年生存率范围从0~49%［4，9，15］。

MF+PI 混合型胆管癌占25%~46%，预后最差［4，16-17］。这种肿瘤往往是处于肿瘤的更晚期，淋巴结转移、明显的血管侵犯和肝内转移的发生率更高（分别为80%、80%和46%）［17］。远期的结果很差，5年生存率小于10%（表1）。

表1　根据大体标本，肝内胆管细胞癌的生存期

作者	年份	5年生存率					
		MF	MF(%)	PI	PI(%)	MF+PI	MF+PI(%)
Nozaki[16]	1998	30	36	2	0	13	7
Yamamoto[4]	1998	28	39	14	17	18	0
Isaji[17]	1999	15	25	3	33	15	7
Isa[9]	2001	12	33	7	0	—	—
Suzuki[15]	2002	12	47	—	—	7	0
Morimoto[14]	2003	29[a]	0	13	49	—	—
Nakagawa[18]	2005	17	51[c]	11[b]	36[c]	—	—
Miwa[19]	2006	25	44	—	—	16	7

MF. 肿块型；PI. 管周浸润型

[a] PI 和 MF+PI；

[b] 8例 MF+PI 患者包含在这组；

[c] 3年生存率。

肿瘤部位与大体类型和预后显著相关。位于周边的主要是 MF 型，而中央肿瘤较多的是 PI 型混合或不混合 MF 型肿瘤。Isaji 指出，67% 的中央型肿瘤是 MF+PI 型，而在周围型肿瘤中只占 29% [17]。中央的肿瘤比周边的更有侵袭性，显微镜下门静脉受侵（66% 对 37%）和淋巴结转移（75% 对 45%）的百分比更高 [17]。周边型胆管癌的远期效果明显好于中央型患者，5 年生存率分别为 37%~43%、0~4% [17，20]。

T 分期

根据文献确定，最重要的预后因素与肿瘤局部的范围有关，包括肿瘤大小、多中心起源、血管侵犯、浆膜受侵和胆管受侵。肿瘤大小是一个主要的预后影响因子，与预后密切相关。对于肿瘤大于 3cm，介于 3~6cm 和大于 6cm 的患者，5 年生存率分别是 42%、15% 和 0（p=0.02）[9]。

存在肝内转移是另一个已注意到的不利的预后因子，大约占外科手术患者的 20%~33%，更常见于 MF 型的肿瘤 [4，9，15]。肝内转移的发生与肿瘤的大小和血管侵犯直接相关 [21-22]。

存在肝内转移的患者比仅有单个肿瘤的预后明显恶化，5 年生存率分别为 0~7% 和 35%~57%（表 2）。

表 2　存在肝内转移患者手术切除后的生存率

作者	年份	病例数	单发 5 年生存率	多发(%)	多发 5 年生存率
Casavilla[23]	1997	34	77[a]	44	10[a]
Okabayashi[24]	2001	60	45	46	10[a]
Isa[9]	2001	27	35	19	0
Suzuki[15]	2002	19	41	31	0
Nakagawa[18]	2005	28	55(3 年)	21	0(3 年)
Ikai[10][b]	2005	1364	41	21	7.5~22
Lang[25]	2006	54	57	53	7

[a] 中位生存期（月）；

[b] 日本全国范围的随访调查。

门静脉受侵是周边型的 ICC 的一项重要的预后因子。无门静脉受侵的患者比那些肉眼可见有门静脉浸润的生存期明显延长（3 年生存率分别为 46.1% 和 0）。血管受侵的类型对预后也有意义：周边门静脉分支受侵的患者较主要分支或门静脉主干受侵的 5 年生存率明显高（5 年生存率分别为 25% 和 0 [24]）。

浆膜受侵对预后影响的意义目前还不清楚。Uenishi 报道的有浆膜受侵或无浆膜受侵的患者 5 年生存率分别为 24% 对 39%，差异无统计学意义 [12]。相反，其他学者也发现了浆膜层的受侵和预后之间的关系，在单变量分析中相对危险度为 3.94 [26]。

N 分期

存在淋巴结转移是 ICC 患者的一个重要的不利的预后因素。淋巴结转移的发生率较高，从 7%~73% 不等 [2，17–18，27–28]。有淋巴结转移的患者远期预后很差（5 年生存率为 0~17%，表 3）。

ICC 患者的区域淋巴结和非区域淋巴结转移之间的区别及预后意义仍然存在争论。此外，已经强调过的是，按照 UICC/AJCC 和 LCSGJ 的定义，细分到区域和非区域淋巴结转移似乎对判断预后没有价值 [10，29]。

ICC 的淋巴结扩散的途径仍然是一项研究的内容，其受到肿瘤的大体类型、分期和位置的影响。

IG 型肿瘤淋巴结受侵的发生率显著低于其他大体类型，不超过20%。MF 型和 PI 型发生淋巴结转移的差异还不明确。不过很显然，混合型（PI+MF）的淋巴结转移率显著高于其他大体类型（表 4）。

肿瘤本身的状态显然决定着淋巴结的转移（表 5）。Miwa 观察到较大的肿瘤和有肝门侵犯的患者淋巴结阳性（N+）出现的几率更高 [19]。

肿瘤的位置决定淋巴结转移的几率和转移淋巴结的分布。中央型的胆管细胞癌比周边型的淋巴结转移几率高（75% 对 46%）[17]。

表3　按照淋巴结状态的生存率

作者	年份	病例数	N+率(%)	N+5年生存率	N-5年生存率
NCasavilla[23]	1997	34	17	6.5(月)	22.4*(月)
Nozaki[16]	1998	47	31	7	38*
Yamamoto[29]	1999	51	45	0	51*
Valverde[22]	1999	30	27	0	46*
Isa[9]	2001	27	55	7	45*
Okabayashi[24]	2001	60	36	0	40*
Suzuki[15]	2002	19	73	(33单发,0≥2)	80
Morimoto[14]	2003	51	32	0	40*
Huang[30]	2004	31	22	0	35(总的)
Ikai[10][a]	2005	1364	31	17	43
Nakagawa[18]	2005	30	46	25(3年)[b]	62(3年)*
Uenishi[12]	2005	63	33	5	47*
Miwa[19]	2006	41	39	0	49*
Lang[25]	2006	54	37	22(3年)	47(3年)*

* $p<0.05$；[a] 日本全国范围的随访调查；[b] 50%患者阳性淋巴结 <3 个，没有 >3 个阳性淋巴结的生存率

表4　大体类型和淋巴结受累的发生率

作者	年份	患者数	IG(% N+)	MF(% N+)	PI(% N+)	MF+PI(% N+)
Yamamoto[29]	1999	51	20	42	33	73*
Isaji[17]	1999	36	0	33	100	80
Tsuji[31]	2001	39	0	69	0	—*
Hirohashi[13]	2002	41	—	33	—	80*
Morimoto[14]	2003	51	14	41	15	—*
Miwa[19]	2006	41	—	42	—	50

*$p<0.05$；IG. 腔内生长型；MF. 肿块型；PI. 管周浸润型

　　研究结果已证明，肝内胆管细胞癌淋巴扩散的主要途径是：(1) 通过肝十二指肠韧带；(2) 通过贲门旁、胃小弯和胃左淋巴结；(3) 通过膈下动脉或直接从右肝到主动脉旁的外侧组。此外，

表5   根据临床病理发现淋巴结受侵的几率（改编自［31］）

特征	病例数	N+ 病例比例（%）	p
肿瘤位置			0.49
肝门	16	11(69)	
右肝外周	7	3(43)	
左肝外周	16	10(63)	
肿瘤程度			0.02
T2	15	5(33)	
T3	10	8(80)	
T4	14	11(79)	
大体类型			0.03
肿块型	35	24(69)	
管周浸润型	3	0	
腔内生长型	1	0	
生长类型			0.04
扩散	9	3(33)	
浸润	30	21(70)	
浆膜侵犯			0.80
S0	9	5(56)	
S1	18	12(67)	
S2	12	7(58)	
合计	39	24(62)	

肝左叶肿瘤的淋巴结扩散不仅到肝十二指肠韧带，而且沿胃小弯和胃左动脉到达贲门右淋巴结［16］。

　肝右叶 ICC 的淋巴引流多是通过右侧途径扩散至肝十二指肠韧带淋巴结。与此相反，25%~31% 的肝左叶肿瘤的患者主要涉及胃小弯的淋巴结（左侧途径）［3，32］。Yamamoto 观察到，所有左叶的 ICC、肝十二指肠韧带淋巴结都可发现有转移的，同时伴有胃小弯淋巴结受侵。但是，Okami 发现 29% 的胃小弯淋巴结转移的患者没有肝十二指肠韧带淋巴结的转移［32］。

　Nakagawa 研究了淋巴结转移对于预后的价值，他发现，N0 患者 3 年生存率为 61%，少于 3 个阳性淋巴结的患者为 7%，而有 3

个以上阳性淋巴结的为 0（$p<0.0001$）。患者有 3 个以上阳性淋巴结、伴有肝内多发病灶及手术切缘阳性为晚期肿瘤。肝内胆管癌的患者有超过 3 个阳性淋巴结转移，即使做了切除手术，也会早期在肝内复发（多在 4 个月内）[18]。

显微镜下形态

与预后相关的主要组织学形态包括：细胞分化、神经、血管和淋巴侵犯。

关于细胞分化，分化良好或中度分化肿瘤比低分化的预后更好。据报道，良好、中度和低分化的肿瘤患者，5 年生存率分别为 50%、39% 和 0 [16]。

周围神经的侵犯是一项不利的预后因子，常伴有淋巴结转移和血管的侵犯。Suzuki 报道，周围无神经侵犯与有侵犯的 MF 型胆管癌的患者，5 年生存率分别为 83% 和 8% [13]。Nakagohri 也证实了这些数据，他报道其 5 年生存率为 50% 对 7% [20]。

淋巴侵犯是另一项独立的、对生存率不利的预后因素。在一项研究中，无淋巴受累的患者 5 年期存活率达 71%，而有淋巴侵犯的患者没有存活 3 年以上的 [33]。

分子生物学因素

许多 ICC 的分子生物学预后因素已被确定，包括白细胞介素（IL-6）、肝细胞生长因子（HGFs）、c-met、转化生长因子（TGF）-β、表皮生长因子（EGF）、c-erb-2、淋巴细胞抑制因子、k-ras 和 p53 [34-37]。

IL-6 的表达与细胞增殖成反比，而与胆管癌的分化直接相关。经常发现 IL-6 在分化良好胆管癌的患者中表达增加，而在中度或低分化的 ICC 患者中此细胞因子表达的水平下降。

癌基因 k-ras 基因的突变经常见于 ICC，它的发生与肿瘤的大体类型相关，与管周浸润型胆管癌相比，MF 型很少出现 k-ras 基因突变。据 Isa 报道，这种突变与预后不良相关，虽然差异没有达到统计学意义（$p=0.0898$）。不过这方面的研究表明，肿瘤有 k-ras 基因突变的患者生存期没有超过 5 年的。

在肝内胆管癌患者中，发生 p53 基因突变的范围在 3%~35%，特别是发生在 MF 型的患者。肝内胆管细胞癌的 MDM2 基因（p53 的抑制癌基因蛋白）表达增加。p53 的扩增表达与肿瘤分期及存在转移相关，通常出现在晚期进展的肿瘤，意味着预后较差。

在胆管细胞癌中，一个细胞内信号转导的调制子 N-肉豆蔻酰基转移酶（NMT）和 p53 的表达增加，意味着肿瘤的侵袭性更高，有较多数目的转移灶。

胆管癌伴有周期依赖激酶抑制剂——p27kip1 的表达下降意味着肿瘤是低分化的。肿瘤的这些特点使肿瘤的 T 分期增加，伴有淋巴和淋巴结的侵犯。这种类型的胆管癌患者生存期较短。

肝内胆管细胞癌的 E-连环蛋白、α-连环蛋白和 β-连环蛋白调节的改变，与肿瘤的高分级、高分期疾病的快速进展相关。

血管内皮生长因子（VEGF-C）是一个重要的淋巴血管生成的因素。Park 报道，血管内皮生长因子 C 表达与淋巴结转移的进展相关，有统计学意义（$p=0.032$）。这种情况也见于手术切缘阳性者（$p=0.03$）。VEGF-C 表达的增加代表了生存期独立的不利预后因素[38]。

有许多研究证实黏蛋白（MUC）在复杂的生物进程中起着重要作用，如细胞分化、上皮细胞重建、细胞黏附和癌变。在 ICC 组织中，表达黏蛋白 1、黏蛋白 2 与肿瘤的大体类型相关。MUC1 的高水平表达可见于 MF 和 PI 型胆管癌，在 IG 型中 MUC1 通常呈低水平表达[39]。

最近有研究显示，ICC 患者的 MUC5AC 血清浓度代表着不利的预后标志。仍然缺乏相关的生物学预后因素的结论性数据，还在评价之中。

参考文献

1. The Liver Cancer Study Group of Japan (2003). General rules for the clinical and pathological study of primary liver cancer, 2nd edn. Kanehara, Tokyo
2. Sasaki A, Aramaki M, Kawano K et al (1998) Intrahepatic peripheral cholangiocarcinoma: mode of spread and choice of surgical treatment. Br J Surg 85(9):1206–1209
3. Yamamoto M, Takasaki K, Yoshikawa T (1999) Extended resection for intrahepatic cholangiocarcinoma in Japan. J Hepatobiliary Pancreat Surg 6(2):117–121
4. Yamamoto M, Takasaki K, Yoshikawa T et al (1998) Does gross appearance indicate prognosis in intrahepatic cholangiocarcinoma? J Surg Oncol 69(3):162-167
5. Suh KS, Roh HR, Koh YT et al (2000) Clinicopathologic features of the intraductal growth type of peripheral cholangiocarcinoma. Hepatology 31(1):12–17
6. Ohashi K, Nakajima Y, Kanehiro H et al (1995) Ki-ras mutations and p53 protein expressions in intrahepatic cholangiocarcinomas: relation to gross tumour morphology. Gastroenterology 109(5):1612–1617
7. Yeh CN, Jan YY, Yeh TS et al (2004) Hepatic resection of the intraductal papillary type of peripheral cholangiocarcinoma. Ann Surg Oncol 11(6):606–611
8. Sakamoto E, Hayakawa N, Kamiya J et al (1999) Treatment strategy for mucin-producing intrahepatic cholangiocarcinoma: value of percutaneous transhepatic biliary drainage and cholangioscopy. World J Surg 23(10):1038–1043
9. Isa T, Kusano T, Shimoji H et al (2001) Predictive factors for long-term survival in patients with intrahepatic cholangiocarcinoma. Am J Surg 181(6):507–511
10. Ikai I, Arii S, Ichida T et al (2005) Report of the 16th follow-up survey of primary liver cancer. Hepatol Res 32(3):163–172
11. Yamasaki S (2003) Intrahepatic cholangiocarcinoma: macroscopic type and stage classification. J Hepatobiliary Pancreat Surg 10(4):288–291
12. Uenishi T, Yamazaki O, Yamamoto T et al (2005) Serosal invasion in TNM staging of mass-forming intrahepatic cholangiocarcinoma. J Hepatobiliary Pancreat Surg 12(6):479–483
13. Hirohashi K, Uenishi T, Kubo S et al (2002) Histologic bile duct invasion by a mass-forming intrahepatic cholangiocarcinoma. J Hepatobiliary Pancreat Surg 9(2):233–236
14. Morimoto Y, Tanaka Y, Ito T et al (2003) Long-term survival and prognostic factors in the surgical treatment for intrahepatic cholangiocarcinoma. J Hepatobiliary Pancreat Surg 10(6):432–440
15. Suzuki S, Sakaguchi T, Yokoi Y et al (2002) Clinicopathological prognostic factors and impact of surgical treatment of mass-forming intrahepatic cholangiocarcinoma. World J Surg 26(6):687–693
16. Nozaki Y, Yamamoto M, Ikai I et al (1998) Reconsideration of the lymph-node metastasis pattern (N factor) from intrahepatic cholangiocarcinoma using the International Union Against Cancer TNM staging system for primary liver carcinoma. Cancer 83(9):1923–1929
17. Isaji S, Kawarada Y, Taoka H et al (1999) Clinicopathological features and outcome of hepatic resection for intrahepatic cholangiocarcinoma in Japan. J Hepatobiliary Pancreat Surg 6(2):108–116
18. Nakagawa T, Kamiyama T, Kurauchi N et al (2005) Number of lymph-node metastases is a significant prognostic factor in intrahepatic cholangiocarcinoma. World J Surg 29(6):728–733
19. Miwa S, Miyagawa S, Kobayashi A et al (2006) Predictive factors for intrahepatic cholangiocarcinoma recurrence in the liver following surgery. J Gastroenterol 41(9):893–900
20. Nakagohri T, Asano T, Kinoshita H et al (2003) Aggressive surgical resection for hilar-invasive and peripheral intrahepatic cholangiocarcinoma. World J Surg 27(3):289–293
21. Nakajima T, Kondo Y, Miyazaki M, Okui K (1988) A histopathologic study of 102 cases of

intrahepatic cholangiocarcinoma: histologic classification and modes of spreading. Hum Pathol 19(10):1228–1234

22. Valverde A, Bonhomme N, Farges O et al (1999) Resection of intrahepatic cholangiocarcinoma: a Western experience. J Hepatobiliary Pancreat Surg 6(2):122–127

23. Casavilla FA, Marsh JW, Iwatsuki S et al (1997) Hepatic resection and transplantation for peripheral cholangiocarcinoma. J Am Coll Surg 185(5):429–436

24. Okabayashi T, Yamamoto J, Kosuge T et al (2001) A new staging system for mass-forming intrahepatic cholangiocarcinoma: analysis of preoperative and postoperative variables. Cancer 92(9):2374–2383

25 Lang H, Kaiser GM, Zopf T et al (2006) Surgical therapy of hilar cholangiocarcinoma. Chirurg 77(4):325–334

26. Ohtsuka M, Ito H, Kimura F et al (2002) Results of surgical treatment for intrahepatic cholangiocarcinoma and clinicopathological factors influencing survival. Br J Surg 89(12):1525–1531

27. Yamanaka N, Okamoto E, Ando T et al (1995) Clinicopathologic spectrum of resected extraductal mass-forming intrahepatic cholangiocarcinoma. Cancer 76(12):2449–2456

28. Cherqui D, Tantawi B, Alon R et al (1995) Intrahepatic cholangiocarcinoma. Results of aggressive surgical management. Arch Surg 130(10):1073–1078

29. Yamamoto M, Takasaki K, Yoshikawa T (1999) Lymph-node metastasis in intrahepatic cholangiocarcinoma. Jpn J Clin Oncol 29(3):147–150

30. Huang JL, Biehl TR, Lee FT et al (2004) Outcomes after resection of cholangiocellular carcinoma. Am J Surg 187(5):612–617

31. Tsuji T, Hiraoka T, Kanemitsu K et al (2001) Lymphatic spreading pattern of intrahepatic cholangiocarcinoma. Surgery 129(4):401–407

32. Okami J, Dono K, Sakon M et al (2003) Patterns of regional lymph-node involvement in intrahepatic cholangiocarcinoma of the left lobe. J Gastrointest Surg 7(7):850–856

33. Uenishi T, Hirohashi K, Kubo S et al (2001) Clinicopathological factors predicting outcome after resection of mass-forming intrahepatic cholangiocarcinoma. Br J Surg 88(7):969–974

34. Abdalla EK, Vauthey JN (2001) Biliary tract cancer. Curr Opin Gastroenterol 17(5):450–457

35. Rashid A, Ueki T, Gao YT et al (2002) K-ras mutation, p53 overexpression, and microsatellite instability in biliary tract cancers: a population-based study in China. Clin Cancer Res 8(10):3156–3163

36. Malhi H, Gores GJ (2006) Cholangiocarcinoma: modern advances in understanding a deadly old disease. J Hepatol 45(6):856–867

37. Nakanuma Y, Harada K, Ishikawa A et al (2003) Anatomic and molecular pathology of intrahepatic cholangiocarcinoma. J Hepatobiliary Pancreat Surg 10(4):265–281

38. Park BK, Paik YH, Park JY et al (2006) The clinicopathologic significance of the expression of vascular endothelial growth factor-C in intrahepatic cholangiocarcinoma. Am J Clin Oncol 29(2):138–142

39. Andrianifahanana M, Moniaux N, Batra SK (2006) Regulation of mucin expression: mechanistic aspects and implications for cancer and inflammatory diseases. Biochim Biophys Acta 1765(2):189–222

分期分型

　　肝内胆管细胞癌（ICC）的分期系统是根据病理结果建立的。最常见的分期系统是 2002 年（第六版）的 UICC/AJCC 的 TNM 分期 [1] 和日本肝癌研究组（LCSGJ）2003 年（英语第二版）的 TNM 分期 [2]。

按照 UICC/AJCC 的 TNM 分期

　　国际抗癌联盟（UICC）第六版界定的 TNM 分期与美国癌症联合委员会（AJCC）相同。同前一版一样，这一版使用从肝细胞癌发展来的分期标准，先按规定获得 T、N 和 M 分期，然后再细分为各期。

T 分期

　　T 分期是根据肿瘤的大小、病灶数量、血管受侵及邻近器官扩散等方面衡量疾病的程度。它将肿瘤划分成四期（表 1）。

　　虽然仅有少数检验 T 分期的报道，但儿项研究显示，界定在 T 分期的几个因素（肿瘤大小、数目、血管浸润）表现出与预后的密切相关性 [3-8]。Miwa 等人观察到，肿瘤的大小明显地决定预后；在对 41 例患者的研究中，病灶小于 4.5cm 的患者 5 年生存率为 47%，而那些病灶较大的则为 16%（$p=0.01$）。他强调，门静脉侵犯意味着不利的预后因素：有门静脉侵犯的患者 5 年生存率为 24%，而那些没有侵犯者为 47%（$p=0.07$）[7]。

　　在一个 1364 例的 ICC 外科切除系列研究中，日本的第十六次全国随访调查结果显示，肿瘤小于 2cm 的 5 年生存率为 66%，肿瘤

表 1　按照 UICC/AJCC 的 TNM 分期的 T 分期

T1	无血管侵犯的单发肿瘤
T2	有血管侵犯的单发肿瘤或多发肿瘤,最大直径不超过 5cm
T3	多发肿瘤 >5cm 或肿瘤侵及了门静脉或肝静脉的主要分支
T4	肿瘤直接侵及了胆囊以外的邻近器官或穿透腹膜

介于 2~5cm 之间为 6%,而肿瘤 5~10cm 为 30%。单个病灶患者的 5 年生存率为 41%,有 2 个病灶的患者为 22%,有两个以上病灶的患者为 7.5% [9]。

N 分期

根据 UICC/AJCC 的分期,区域淋巴结包括位于肝门、沿肝动脉、沿门静脉和沿下腔静脉肾静脉之上的(膈下淋巴结除外)。淋巴结转移被规定为两期,根据区域淋巴结检查的阴性和阳性分为 N0 和 N1,非区域性的淋巴结被侵及表明有远处的转移(M1)(表 2)。

表 2　根据 UICC/AJCC 的 TNM 分期的 N 分期

N0	无淋巴结侵犯
N1	有区域性淋巴结侵犯

ICC 淋巴结转移的途径仍存在争论,并且缺乏结论性的数据。根据 UICC 分期,肝十二指肠韧带的淋巴结被认为是区域淋巴结。淋巴结转移对预后的意义已被许多研究者确定,N0 患者的 5 年生存率为 45%,而 N+ 患者为 7%~17% [10]。更多争议是关于区域组织和非区域淋巴结转移的意义。Nozaki 并未发现有区域淋巴结转移被列为 N1 的 N+ 患者,与非区域淋巴结转移的患者相比(M1),生存率存在任何差异。二者 5 年生存率分别为 0 和 8.3% [11]。

M 分期

M 分期是用来评价是否存在其他器官或非区域淋巴结转移。因此分成两期:M0 和 M1(表 3)。

表 3   根据 UICC/AJCC 的 TNM 分期的 M 分期

M0	无转移
M1	有转移

分期分组

T、N 和 M 三个分期结合起来将患者细分成预后可能相似的组。根据第 UICC/AJCC 的第六版的分期，确定为六期（表 4）。

表 4   按照 UICC/AJCC 的 TNM 分期系统的分期情况

	T	N	M
Stage Ⅰ	T1	N0	M0
Stage Ⅱ	T2	N0	M0
Stage Ⅲa	T3	N0	M0
Stage Ⅲb	T4	N0	M0
Stage Ⅲc	任何 T	N1	M0
Stage Ⅳ	任何 T	任何 N	M1

如前所述，UICC/AJCC 所制定的这个分期系统一直用于肝细胞癌。将有着完全不同的生物行为的两种疾病（即血管、淋巴结的受侵）合并考虑，是这个分期系统的最主要的局限性。

有极少数的文献记录有关 UICC/AJCC 第六版 TNM 分期验证经验。Lang 确定了 TNM 分期、根治性切除的生存率和复发之间的相关性。在这项 27 例患者的临床研究中，所有的 Ⅰ、Ⅱ 期患者都完成了 R0 的切除手术，Ⅲ 期患者仅为 42%[12]。然而几个已发表的研究认同了 UICC 第五版的 TNM 分期。这些都表明，TNM 分期与远期效果有关。Isa 的 27 例患者的报告中，Ⅰ、Ⅱ 期患者的 5 年生存率为 42%，Ⅲ 期患者为 25%，Ⅳ 期患者为 0（$p=0.001$）[11]。

Fu 在一个 79 例的研究中获得了类似的结果，其中 Ⅰ 期患者手术切除后的中位生存期是 20 个月，Ⅱ 期为 16 个月，Ⅲa 期为 15 个月，Ⅲb 期为 9 个月，Ⅳa 期为 5 个月[5]。

按照 LCSGJ 的 TNM 分期

1992 年，LCSGJ 召集了一个研究小组，特别为 ICC 制定了新的分期系统。这个小组与九所日本外科机构进行了一项多中心研究，分析了 173 例拟行根治性切除 ICC 患者的疗效。1997 年，这个新的分期首度出版，并于 2003 年做了修订 [2]。

日本分期将肝内胆管癌肿瘤定义为源自周边胆管分支（二级胆管分叉以上）的肿瘤。在肿瘤大体外观的基础上，定义了 3 种生长类型，可单独或混合出现：肿块型（MF）、管周浸润型（PI）及腔内增生型（IG）胆管癌（图 1）。

肿块型的特点是位于肝内的一个界限清楚的、圆形的肿块，在癌症与周围肝实质之间有清晰边缘。

PI 型的特点是沿肝门管道的长轴弥漫性浸润，伴有胆道、血管及管道周围结缔组织的浸润。

IG 型的特点是在扩张的胆管内乳头状和 / 或颗粒样的生长，可见胆管腔内表面零星地播散或形成胆管内的肿瘤结节。腔内肿瘤产生的黏蛋白聚集在胆管内形成胆管的囊状扩张，不应被误诊为胆管囊腺癌。

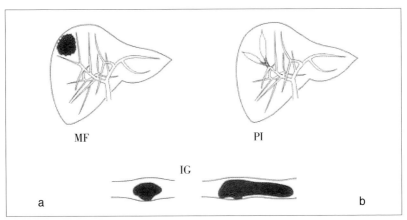

图 1　胆管细胞癌的生长模式：肿块型（MF）、管周浸润型（PI）和腔内生长型（IG）。a. 胆管内乳头样生长；b. 胆管内生长形成瘤栓

大体类型根据最有代表性的病变类型决定。因此，当肿瘤内有一个以上的类型时，以主要的大体类型分类，而其他类型用一个"+"号来描述（如 MF+PI）。

LCSGJ 分期系统是为 MF 型肿瘤或以 MF 型为主的肿瘤制定。由于数据极少，还仍然没有制定过 PI 和 IG 型的分期方法。这个分期系统考量了局部病变的程度（T）、淋巴结扩散（N）和远处转移（M）情况。

T 分期

肿瘤程度的评价（T）是由三种不同参数中的一个或一个以上来确定：（1）病灶数（单个或多发的）；（2）病变的大小（≤2 或 >2cm）；（3）血管（门静脉或肝静脉）和 / 或浆膜层的浸润。

T 分期中定义了 4 个预后判断的值（表 5）。这个 T 分期分法来自 LCSGJ 的多个中心的经验。在这个 136 例的 MF 型胆管癌的研究中，单变量分析确定了以下与生存率有关的影响预后的因素：大小≥2cm（HR2.39）；淋巴结转移（HR2.36）；浆膜侵犯（HR2.1）；门静脉受侵（HR1.68）；多个结节（HR1.95）；肝静脉侵犯（HR1.18）[6]。这些因素也经其他的临床研究确定，最重要的预后因素中突出的是肿瘤大小、病灶数和血管受侵 [13-17]。较具争议的是浆膜受侵对预后的影响。一些学者强调其价值，如 Ohtsuka [8] 在单变量分析确定了这个因素的预后价值，而其他学者如 Uenishi，没有发现有浆膜受侵或无浆膜受侵的患者之间生存率存在任何显著性差

表 5　按照 LCSGJ 的 T 分期

指标	
	1：单一病变
	2：直径≤2cm
	3：无血管或浆膜侵犯
T1	满足所有指标
T2	满足三个指标中的两项
T3	满足三个指标中的一项
T4	没有满足的指标

202　　肝门部和肝内胆管癌的综合治疗

异，二者 5 年生存率分别为 24% 和 39%（p=0.16）[8，13]。

N 分 期

肝脏的淋巴系统可分为表浅和深部系统。肝脏上方部分（膈面）的淋巴结引流到位于肝静脉汇合部及镰状韧带、冠状韧带和三角韧带附近的淋巴结站，然后通过膈肌进入纵隔淋巴系统。相反，肝脏下方部位的（脏面）淋巴结引流到肝门、小网膜站的淋巴结，然后引流到腹部淋巴系统。

根据日本的分期，淋巴结的编号如表 6 所示。

表 6　日本分期中的淋巴结分组

编号	淋巴结组
1	贲门右（Right cardial）
2	贲门左（Left cardial）
3	胃小弯（Lesser gastric curvature）
4	胃大弯（Greater curvature）
5	幽门上（Suprapyloric）
6	幽门下（Infrapyloric）
7	胃左动脉（Left gastric artery）
8	肝动脉（Hepatic artery）
9	腹腔干（Celiac trunk）
10	脾门（Splenic hilum）
11	脾动脉（Splenic artery）
12	肝十二指肠韧带（Hepatoduodenal ligament）
13	胰腺后（Retropancreatic）
14	肠系膜上动脉（Superior mesenteric artery）
15	结肠中动脉（Middle colic）
16	主动脉旁（Para-aortic）
17	胰腺上（Superior pancreatic）
18	胰腺下（Inferior pancreatic）
19	膈下（Subdiaphragmatic）
20	食管旁（Para-oesophageal）
110	胸廓内食管旁（Intrathoracic para-oesophageal）
111	膈上（Supradiaphragmatic）

　　与英文第一版不同的是，LCSGJ 第二版的分期中 N 分期不再按照淋巴结的部位细分肿瘤转移的第一站和第二站。

　　ICC 患者的临床研究发现，不同的淋巴引流模式取决于肿瘤位置。Nozaki 观察到位于左叶的肿瘤，多达 30% 的 N+ 患者沿胃小弯发生淋巴结转移 [11]。在高达 29% 的肝左叶的胆管癌患者中，甚至在肝十二指肠韧带淋巴结没有侵及的情况下，已扩散到胃小弯的淋巴结 [18]。

　　根据英文第一版的 LCSGJ 分期这些意见，胆管癌的淋巴结分站根据肿瘤的位置不同而有所不同。肝右叶肿瘤的区域淋巴结是肝十二指肠韧带淋巴结（12），而肝左叶肿瘤的区域淋巴结涉及肝十二指肠韧带淋巴结（12）、胃小弯淋巴结（3）和贲门右淋巴结（1）。其他部位的淋巴结被界定为非区域性（N2 和 N3）。

　　英文第二版简化的依据是，在许多临床研究中，区域淋巴结（N1）阳性与那些非区域淋巴结（N2、N3）阳性患者的预后并没有显示出显著性差异。Yamamoto 根据第一版的 LCSGJ 分期，对 51 例胆管癌患者做了研究，N1、N2 和 N3 的淋巴结阳性患者的生存率没有观察到显著性差异 [19]。由 791 个日本机构进行的一个全国范围的调查也证实这个结果。调查结果显示，在 1087 例 ICC 患者中，N1、N2 和 N3 的患者 3 年生存率并没有显示出显著性差异，分别为 29%、22% 和 12% [20]。

　　第二版的 LCSGJ 分期中的 N 分期只根据淋巴结有无受累进行再分，并未建议对这类肿瘤的淋巴结再进一步分为第一站和第二站。因此，N 分期分为两种情况：N1 和 N0（表 7）。

表 7　根据 LCSGJ 分期的 N 分期

N0	无淋巴结侵犯
N1	有淋巴结侵犯

M 分期

　　M 分期的评价根据是否存在其他器官或非区域淋巴结转移确定。因此分成两类：M0 和 M1（表 8）。

表 8　根据 LCSGJ 分期的 M 分期

M0	无转移
M1	有转移

分期分组

如前所述，LCSGJ 所提出的分期系统仅适用于 MF 型和以 MF 型为主的 ICC 肿瘤，它不适用于 PI 和 IG 肿瘤。T、N 和 M 分期决定四个代表不同预后的分期（表 9）。

表 9　LCSGJ 的分期

	T	N	M
Stage I	T1	N0	M0
Stage II	T2	N0	M0
Stage III	T3	N0	M0
Stage IVa	T4	N0	M0
Stage IVb	T1 ~ T4	N1	M0
	T1 ~ T4	N0, N1	M1

患者的生存与肿瘤分期密切相关：I 期患者 5 年生存率为 100%，II 期为 70%，III 期为 40%，IV 期为 10% [6]。

其他文献也证实了 LCSGJ 分期系统对预后的意义。Uenishi 报道，63 例患者中 I 期的 5 年生存率为 100%，II 期为 54%，III 期为 44%，IV 期为 7% [13]。

结　论

ICC 的准确分期仍然是一个争论的主题。然而，ICC 与肝细胞癌之间的不同是显而易见的。基于这个原因，UICC/AJCC 所提出的分期标准，其主要是为肝细胞癌的分期提出的，应用到 ICC 的作用有限。UICC/AJCC 分期标准没有根据肿瘤生长类型区分肿瘤，仅对肿瘤的局部和肿瘤相关淋巴结的侵及提供了一个有限的区分标准。

相比之下，由 LCSGJ 提出的分期标准是特别针对 ICC 的。此外，还将肿瘤按照肿瘤生长功能进行了区分。遗憾的是，LCSGJ 分期只涉及 MF 型，没有适于 PI 和 IG 型的分期标准。尽管如此，LCSGJ 所提出的分期标准最终将成为评估 ICC 预后的最有用的分期标准。

参考文献

1. Sobin LH, Wittekind C (eds) (2002) TNM classification of malignant tumours, 6th edn. Wiley, New York
2. Liver Cancer Study Group of Japan (2003) General rules for clinical and pathological study of primary liver cancer, 2nd English Edition. Kanehara, Tokyo
3. Roayaie S, Guarrera JV, Ye MQ et al (1998) Aggressive surgical treatment of intrahepatic cholangiocarcinoma: predictors of outcomes. J Am Coll Surg 187(4):365–372
4. Kinoshita H, Tanimura H, Uchiyama K et al (2002) Prognostic factors of intrahepatic cholangiocarcinoma after surgical treatment. Oncol Rep 9(1):97–101
5. Fu XH, Tang ZH, Zong M et al (2004) Clinicopathologic features, diagnosis and surgical treatment of intrahepatic cholangiocarcinoma in 104 patients. Hepatobiliary Pancreat Dis Int 3(2):279–283
6. Yamasaki S (2003) Intrahepatic cholangiocarcinoma: macroscopic type and stage classification. J Hepatobiliary Pancreat Surg 10(4):288–91
7. Miwa S, Miyagawa S, Kobayashi A et al (2006) Predictive factors for intrahepatic cholangiocarcinoma recurrence in the liver following surgery. J Gastroenterol 41(9):893–900
8. Ohtsuka M, Ito H, Kimura F et al (2002) Results of surgical treatment for intrahepatic cholangiocarcinoma and clinicopathological factors influencing survival. Br J Surg 89(12):1525–1531
9. Ikai I, Arii S, Ichida T et al (2005) Report of the 16th follow-up survey of primary liver cancer. Hepatol Res 32(3):163–172
10. Isa T, Kusano T, Shimoji H et al (2001) Predictive factors for long-term survival in patients with intrahepatic cholangiocarcinoma. Am J Surg 181(6):507–511
11. Nozaki Y, Yamamoto M, Ikai I et al (1998) Reconsideration of the lymph-node metastasis pattern (N factor) from intrahepatic cholangiocarcinoma using the International Union Against Cancer TNM staging system for primary liver carcinoma. Cancer 83(9):1923–1929
12. Lang H, Sotiropoulos GC, Fruhauf NR et al (2005) Extended hepatectomy for intrahepatic cholangiocellular carcinoma (ICC): when is it worthwhile? Single center experience with 27 resections in 50 patients over a 5-year period. Ann Surg 241(1):134–143
13. Uenishi T, Yamazaki O, Yamamoto T et al (2005) Serosal invasion in TNM staging of mass-forming intrahepatic cholangiocarcinoma. J Hepatobiliary Pancreat Surg 12(6):479–483
14. Uenishi T, Hirohashi K, Kubo S et al (2001) Clinicopathological factors predicting outcome after resection of mass-forming intrahepatic cholangiocarcinoma. Br J Surg 88(7):969–974
15. Morimoto Y, Tanaka Y, Ito T et al (2003) Long-term survival and prognostic factors in the surgical treatment for intrahepatic cholangiocarcinoma. J Hepatobiliary Pancreat Surg 10(6):432–440
16. Inoue K, Makuuchi M, Takayama T et al (2000) Long-term survival and prognostic factors in the surgical treatment of mass-forming type cholangiocarcinoma. Surgery 127(5):498–505
17. Shimada M, Yamashita Y, Aishima S et al (2001) Value of lymph node dissection during resection of intrahepatic cholangiocarcinoma. Br J Surg 88(11):1463–1466
18. Okami J, Dono K, Sakon M et al (2003) Patterns of regional lymph-node involvement in intrahepatic cholangiocarcinoma of the left lobe. J Gastrointest Surg 7(7):850–856

19. Yamamoto M, Takasaki K, Yoshikawa T (1999) Lymph-node metastasis in intrahepatic cholangiocarcinoma. Jpn J Clin Oncol 29(3):147–150
20. Ikai J, Itai Y, Okita K et al (2004) Report of the 15th follow-up survey of primary liver cancer. Hepatol Res 28:21–29

外科治疗

切除可能性的术中评估

对于肝内胆管细胞癌（ICC）的患者，在术中诊断时，时常会发现有超出外科治疗限度的疾病，例如有肝内卫星病灶、血管侵犯或区域的淋巴结转移。这类患者其肿瘤切除的可能性为 19%~74% [1-4]。况且，开腹探查术和 R1 切除术的预后很差，中位生存期为 5 个月，术后并发症的发生率为 17%。因此，姑息性的切除是不合理的。为了避免不必要的开腹手术，就必须提高对切除可能性的术前评估，并寻找更积极有效的方法以达到完全切除（R0）目的。

这两个目标均可通过腹腔镜超声技术来实现，结果显示，可以减少 27%~36% 开腹探查手术 [5-6]。

如同前面描述的肝门部胆管癌，ICC 患者开腹手术后必须仔细地探查腹腔，明确腹腔转移、局部—区域淋巴结或涉及的远处淋巴结的情况。可以在术中超声的帮助下，探查明确肿瘤的程度、位置以及转移结节的数量和局部情况。对所有可疑的病变，无论是腹腔内，或是肝内以及增大、变硬的淋巴结，都必须做冰冻切片检查。

相当多的患者（36%~41% [4, 7]），术中认为已达到根治性肝切除，而术后结果显示肝切缘有肿瘤的浸润，多数都是有小的卫星灶的浸润。术中超声可以探查 <1cm 的肝内转移灶。目前还有人尝试应用对比剂的术中超声观察是否能提高那些小的、原来探测不到的病灶影像效果，从而减少不完全切除的例数 [8-9]。

术前认真评价肝实质的情况也很重要，尤其是对存在慢性肝病或肝硬化的患者，无论哪种情况都可能限制外科手术切除，甚至是手术的禁忌证。这种情况不是个别现象：Isaji［10］报道 30% 的周围型 ICC 患者有 HBsAg 或 HCV 阳性肝炎，在肿块型 ICC 患者的患病率更高达 42%。

手术切除指征

正如肝外胆管癌一样，ICC 患者的 R0 手术是最有效的唯一能够延长无瘤生存时间的治疗方法。即便如此，目前还没有对手术切除的指征达成一致的认识。按照一些学者的观点，ICC 根治性切除仅对有单个病变的、无淋巴结转移的、切除的肝缘距肿瘤 >1cm［7］或者患者肉眼没有肝内胆管的浸润才是可行的。因此，所有的Ⅲ期和Ⅳ期患者被排除在手术切除之外［11］。按照这些指征，手术结果较好，2 年和 3 年的生存率分别达到 100% 和 42%［7，11］。

遗憾的是，按照这种高选择性的指标，那些有一个或多个不利预后因素的患者就将失去手术切除的机会，只能选择姑息治疗。这样患者的生存期在 6~12 个月。也有一些长期存活的报道提示，即使存在不利的预后因素，手术切除也比单独应用姑息治疗的效果要好。显然，手术切除的确切指征不但需要分析每个预后因素的确切价值，还需要将姑息治疗相关的并发症和死亡率与其有限的优点进行对比分析。

手术切除的类型

胆管癌手术切除的标准术式就是解剖性肝切除。晚期肿瘤经常需要同时进行肝外胆管、血管、肝门结构、腔静脉和膈肌的扩大肝切除术，此类肿瘤通常发生于无肝硬化的肝脏，这就使得外科医生无须门静脉栓塞也可进行扩大的肝切除术。手术的死亡率和并发症发生率分别为 3%~9% 和 30%~40%［4，12-15］。

手术方法必须根据肿瘤的大体类型，是否存在多发病变（周围的卫星灶和远处转移），是否有血管、胆管和浆膜的侵犯和淋巴结转移，均需具体研究制定。即使经过这种积极的治疗，预后还是不能令人满意，5 年生存率仅为 21%~42% [11，15–19]。

腔内生长（IG）型的 ICC 显示出腔内和／或颗粒状生长的特性，而且有时与黏膜表面播散的癌肿或腔内肿瘤栓子有关。这种类型的胆管上皮瘤样病变经常与胃肠化生以及黏蛋白和黏胆素的过度表达有关，即胆道内黏蛋白增多可导致胆管癌 [20]。在这些患者中，为了术前取得正确的肿瘤分期，Sakamoto [20] 建议术前经皮胆道引流及经皮胆道镜活检，以准确地评估肿瘤侵犯到肝内节段性胆管的程度。这种类型的分期还可以通过非侵入性内镜途径经口胆道镜来获得。

解剖性的肝切除后，胆管的切缘应用冷冻切片评估。如果诊断肿瘤浸润了胆道近端切缘，切除必须扩大到胆管的汇合部（图1）。如果远端胰腺内胆管切缘阳性，就有行胰十二指肠切除术的指征。

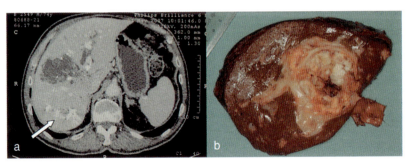

图 1　一例位于中央的腔内生长型的胆管细胞癌，经门静脉栓塞后（白色箭头）行联合肝外胆管的右三叶切除。a. CT 影像；b. 手术标本

由于肿块型（MF）肿瘤卫星灶的比例很高，占手术治疗患者的 26%~58% [1，2，7，10，21]，因此准确的术中超声检查是必要的，不仅要检查主要病灶的周边，还应包括整个肝脏，以确定有无转移结节和肿瘤的完全切除。所有可疑的结节都应做术中冰冻切片。解剖性的切除（R0）肿瘤距切缘至少有 5~10mm，这对 MF 型肿瘤亦足够（图2）。

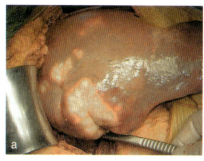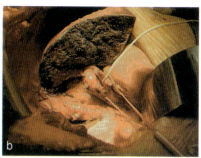

图 2　有卫星灶的肿块型肝内胆管细胞癌。a. 采用右肝切除及淋巴结清扫治疗；b. 切除后的术野

对 MF 的患者，无论是病变有胆管浸润或位于附近的胆管汇合部的中央，都必须做冰冻切片，以评估胆管的切除边缘。如果结果为阳性，就一定要做扩大切除。

有肝内转移是一个独立的不利影响因素，通常意味着生存率非常低，与姑息性治疗类似：Madariaga [1] 报道，其 3 年生存率为 0，且 14 个月后就没有生存的病例。Isa [22] 的结果显示，中位生存期为 19 个月。尽管 Uenishi [23] 公布了在这种情况下 3 年生存率为 6%，但在 Nakagawa 的一个系列研究中 [15]，没有一个多发和广泛性淋巴结转移的患者生存期达到 3 年。

综合以上结果，多发性病变的手术指征是一个有争论的主题。我们认为，对于多发性的病灶，在卫星灶位于同一个叶或与主要病变位于相同的段时，如果手术方案是低风险的，而且不存在其他不利影响的预后因素，如淋巴结转移是可以手术切除的。

多个肝叶的病变或有淋巴结转移不适于手术切除，这是因为 R0 切除是不可能的。有淋巴结转移和肝内转移的患者预后差，结果与未手术切除的患者相似，必须考虑采用辅助或新辅助疗法。

管周浸润型（PI）的肿瘤沿 Glisson 鞘通过淋巴管扩散，而从门脉系统播散的发生率低，经常表现为淋巴结受侵，以及神经和血管侵犯。在这些情况下，手术方式与 MF 肿瘤是一样的，联合术中胆管切端采样的解剖性肝切除始终是必要的，如果切缘是阳性，要联合肝外胆管切除。如有下面描述的特征，是淋巴结清扫的指征。

最后，混合型（MF+PI）的肿瘤具有相当大的侵袭性，80％的患者有血管侵犯和淋巴结转移，46％有肝内转移［10］，而且预后比MF和PI型肿瘤的更差。5年生存率介于0~7％之间［16，22］。这种肿瘤因为早期即发生肝内和肝外扩散而难以实行R0切除，导致预后效果差（图3）。

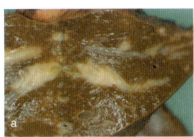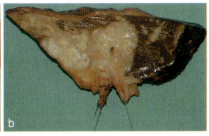

图3　a.管周浸润型胆管细胞癌；b.肿块和管周浸润混合型肝内胆管细胞癌（MF+PI）

上述情况的手术方式都是与PI型是一样的，即联合胆管切缘采样或可能的肝外胆管切除的解剖性肝切除。但必须记住，从改善手术的效果来说，与传统的切除术（单纯的肝切除）相比，晚期的PI或混合型（MF+PI）的胆管癌患者，未能从扩大手术范围（肝、胆管切除，扩大淋巴结清扫术）中获益，且死亡率和并发症发生率上升。手术指征在这些情况下存在争议，必须仅限于没有其他不利影响的预后因素（肝内转移和阳性的淋巴结）的患者。

肿瘤的大小并不能代表限制手术的预后因素，即使是小的肿瘤比大的肿瘤显示出较佳的预后。这就是说，如果肿瘤根治性切除在技术上是可行的并能够安全的实施，那么手术就可以实施而不必考虑肝内胆管细胞癌的肿瘤大小［17］。

27％~85％的患者有血管侵犯［24］，这是一个不利的预后因素。Casavilla［25］在一个39例患者的系列研究中发现，那些有血管浸润的患者没有存活到5年的。但是Inoue［17］报道，没有血管和有血管浸润的患者5年生存率分别为60％和22％，后组的术后生存率比非手术切除的患者明显为好。因此，即使血管侵犯是一个预后的不利因素，也不意味是外科手术的绝对禁忌证。

淋巴结清扫的指征

肝内胆管细胞癌根治性的淋巴结清扫范围还没有十分明确的定义，而且对于淋巴结清扫的意义还没达成一致意见 [18，26]。ICC 患者淋巴结转移的发生率为 43%~62% [1，2，7，10，15，21]。

几个系列的研究显示，影响 ICC 预后最强的因素之一是淋巴结侵犯 [17，25，27-28]，所有这些研究都报道了有淋巴结侵犯的患者手术后没有存活超过 3 年的。Inoue [17] 指出，对于 MF 型的肿瘤患者，淋巴结转移是肿瘤发展到了不能治愈的标志，因此，当淋巴结转移采样已经证实有转移时，肝叶切除是禁忌的。尽管如此，Murakami [29] 和 Weber [5] 报道了有淋巴结转移但长期生存的病例（超过 5 年）。Ohtsuka [12] 不认为对于行淋巴结清扫的患者淋巴结受累是一个重要的预后因子，有少数患者存活超过了 3 年。

在 Isa [22] 报道中，N+ 患者的 3 年生存率为 6.7%，中位生存期为 10 个月。有些学者强调，肝内胆管细胞癌的阳性淋巴结的数目对预后的重要性类似于胃癌和结肠癌：Suzuki [30] 报道说，单个的淋巴结转移患者 5 年生存率是 33%，而有两个或两个以上的淋巴结阳性的患者无生存超出 2 年；Nakagawa [15] 的系列研究结果，N0、有一个或两个淋巴结阳性、超过 3 个的患者，3 年生存率分别为 62%、50% 和 0。

结果表明，虽然淋巴结转移常常意味着不良的预后，但通过包括淋巴结清扫的积极的手术切除，可能使那些经过严格筛选的、术中病理取样证实淋巴结的扩散未超过区域淋巴结的患者，有希望获得长期存活。

存在广泛的淋巴结扩散或伴有其他的不利影响预后的因素如多发的病灶时，手术切除不能保证比姑息疗法的效果更好，因此并不推荐手术。

ICC 的淋巴播散主要按如下三条途径：（1）通过肝十二指肠韧带；（2）通过贲门旁、胃小弯及胃左动脉；（3）通过膈下动脉或直接从右肝到主动脉旁的外侧组。位于左叶的肿瘤可以通过右侧途径扩散到肝十二指肠韧带（38%的患者 N+）；或通过左侧路径，沿胃小弯和胃左动脉到贲门右组（31%的患者 N+）[31]。因此，根治性的淋巴结清扫的合理范围不仅应包括肝十二指肠韧带、肝动脉，腹主动脉旁、胰腺后和肠系膜淋巴结，还应包括胃左淋巴结、沿小弯的胃周围的淋巴结及贲门右组淋巴结，尤其是病变位于左肝时。

手术切除以前，我们一直将肝十二指肠韧带淋巴结或肉眼怀疑的淋巴结送去做冰冻切片。如果 3 个以上淋巴结或远处的淋巴结是阳性，肝切除的指征就存在争议，可能会选择手术风险低的和单个病灶的患者进行手术。这样的情况必须考虑结合辅助治疗。

肝外转移

经腹腔镜或开腹探查证明有腹腔转移是外科手术的绝对禁忌证。Isaji [10] 报道了 17 例Ⅳb 期肿瘤的手术切除，效果与 12 例未做手术的结果一样差，没有存活超过 2 年的。到目前为止，还没有报道满意的效果，辅助治疗或许可以考虑。对于肿块型患者，Inoue [17] 阐述了淋巴结转移是肿瘤播散、不能治愈的标志。因此，如果手术时淋巴结的样本已经发现有转移，就是肝切除手术的禁忌证。但是，Murakami [29] 和 Weber [5] 报道了有淋巴结转移的患者长期存活（超过 5 年）的病例。

参考文献

1. Madariaga JR, Iwatsuki S, Todo S et al (1998) Liver resection for hilar and peripheral cholangiocarcinomas: a study of 62 cases. Ann Surg 227(1):70–79
2. Yamanaka N, Okamoto E, Ando T et al (1995) Clinicopathologic spectrum of resected extra-ductal mass-forming intrahepatic cholangiocarcinoma. Cancer 76(12):2449–2456
3. Lieser MJ, Barry MK, Rowland C et al (1998) Surgical management of intrahepatic cholangiocarcinoma: a 31-year experience. J Hepatobiliary Pancreat Surg 5(1):41–47
4. Lang H, Sotiropoulos GC, Fruhauf NR (2005) Extended hepatectomy for intrahepatic cholangiocellular carcinoma (ICC): when is it worthwhile? Single center experience with 27 resections in 50 patients over a 5-year period. Ann Surg. Jan 241(1):134–143
5. Weber SM, Jarnagin WR, Klimstra D (2001) Intrahepatic cholangiocarcinoma: resectability, recurrence pattern, and outcomes. J Am Coll Surg 193(4):384–391
6. Goere D, Wagholikar GD, Pessaux P et al (2006) Utility of staging laparoscopy in subsets

of biliary cancers : laparoscopy is a powerful diagnostic tool in patients with intrahepatic and gallbladder carcinoma. Surg Endosc 20(5):721–725

7. Cherqui D, Tantawi B, Alon R et al (1995) Intrahepatic cholangiocarcinoma. Results of aggressive surgical management. Arch Surg 130(10):1073–1078

8. Harvey CJ, Blomley MJ, Eckersley RJ et al (2000) Pulse-inversion mode imaging of liver specific microbubbles: improved detection of subcentimetre metastases. Lancet 355(9206):807–808

9. Skjoldbye B, Pedersen MH, Struckmann J et al (2002) Improved detection and biopsy of solid liver lesions using pulse-inversion ultrasound scanning and contrast agent infusion. Ultrasound Med Biol 28(4):439–444

10. Isaji S, Kawarada Y, Taoka H et al (1999) Clinicopathological features and outcome of hepatic resection for intrahepatic cholangiocarcinoma in Japan. J Hepatobiliary Pancreat Surg 6(2):108–116

11. Harrison LE, Fong Y, Klimstra DS et al (1998) Surgical treatment of 32 patients with peripheral intrahepatic cholangiocarcinoma. Br J Surg 85(8):1068–1070

12. Ohtsuka M, Ito H, Kimura F et al (2002) Results of surgical treatment for intrahepatic cholangiocarcinoma and clinicopathological factors influencing survival. Br J Surg 89(12):1525–1531

13. Morimoto Y, Tanaka Y, Ito T et al (2003) Long-term survival and prognostic factors in the surgical treatment for intrahepatic cholangiocarcinoma. J Hepatobiliary Pancreat Surg 10(6):432–440

14. Huang JL, Biehl TR, Lee FT et al (2004) Outcomes after resection of cholangiocellular carcinoma. Am J Surg 187(5):612–617

15. Nakagawa T, Kamiyama T, Kurauchi N et al (2005) Number of lymph-node metastases is a significant prognostic factor in intrahepatic cholangiocarcinoma. World J Surg

16. Yamamoto M, Takasaki K, Yoshikawa T et al (1998) Does gross appearance indicate prognosis in intrahepatic cholangiocarcinoma? J Surg Oncol 69(3):162–167

17. Inoue K, Makuuchi M, Takayama T et al (2000) Long-term survival and prognostic factors in the surgical treatment of mass-forming type cholangiocarcinoma. Surgery 127(5):498–505

18. Shimada M, Yamashita Y, Aishima S et al (2001) Value of lymph node dissection during resection of intrahepatic cholangiocarcinoma. Br J Surg 88(11):1463–1466

19. Shirabe K, Shimada M, Harimoto N et al (2002) Intrahepatic cholangiocarcinoma: its mode of spreading and therapeutic modalities. Surgery 131(1 Suppl):S159–S164

20. Sakamoto E, Hayakawa N, Kamiya J et al (1999) Treatment strategy for mucin-producing intrahepatic cholangiocarcinoma: value of percutaneous transhepatic biliary drainage and cholangioscopy. World J Surg 23(10):1038–1043; discussion 1043–1044

21. Sasaki A, Aramaki M, Kawano K et al (1998) Intrahepatic peripheral cholangiocarcinoma: mode of spread and choice of surgical treatment. Br J Surg 85(9):1206–1209

22. Isa T, Kusano T, Shimoji H et al (2001) Predictive factors for long-term survival in patients with intrahepatic cholangiocarcinoma. Am. J. Surg 181(6):507–511

23. Uenishi T, Yamazaki O, Yamamoto T et al (2005) Serosal invasion in TNM staging of mass-forming intrahepatic cholangiocarcinoma. J Hepatobiliary Pancreat Surg 12(6):479–483

24. Weinbren K, Mutum SS (1983) Pathological aspects of cholangiocarcinoma. J Pathol 139(2):217–238

25. Casavilla FA, Marsh JW, Iwatsuki S et al (1997) Hepatic resection and transplantation for peripheral cholangiocarcinoma. J Am Coll Surg 185(5):429–436

26. Tsuji T, Hiraoka T, Kanemitsu K et al (2001) Lymphatic spreading pattern of intrahepatic cholangiocarcinoma. Surgery 129(4):401–407

27. Uenishi T, Hirohashi K, Kubo S et al (2001) Clinicopathological factors predicting outcome after resection of mass-forming intrahepatic cholangiocarcinoma. Br J Surg 88(7):969–974

28. Chu KM, Lai EC, Al-Hadeedi S et al (1997) Intrahepatic cholangiocarcinoma. World J Surg 21(3):301–305

29. Murakami Y, Yokoyama T, Takesue Y (2000) Long-term survival of peripheral intrahepatic cholangiocarcinoma with metastasis to the para-aortic lymph nodes. Surgery 127(1):105–106
30. Suzuki S, Sakaguchi T, Yokoi Y et al (2002) Clinicopathological prognostic factors and impact of surgical treatment of mass-forming intrahepatic cholangiocarcinoma. World J Surg 26(6):687–693
31. Okami J, Dono K, Sakon M et al (2003) Patterns of regional lymph-node involvement in intrahepatic cholangiocarcinoma of the left lobe. J Gastrointest Surg 7(7):850–856

外科治疗效果

根据文献报道来分析肝内胆管细胞癌（ICC）外科治疗的效果是很困难的，因为病例选择的标准是不一样的，而且每个系列的研究都受到病例稀少和收集资料费时的限制。肿瘤特有的相关预后因素在前面已分析过，本部分仅探讨外科手术的近期和远期效果。

并发症和死亡率

晚期的肝内胆管细胞癌通常需要外科治疗，其中 21%~100% 的患者需要进行扩大的肝切除 [1]。肝切除联合肝外胆管切除者占 60%~74%，联合门脉切除重建者占 4%~46%，动脉切除重建者占 0~10%。联合膈肌和下腔静脉切除的相对较少，分别占 10% 和 7% [2–6]。虽然外科技术和围手术期的管理已有很大的提高，扩大肝切除还是有一定的死亡率和并发症发生率。在多数的研究中，死亡率小于 5%，甚至有学者报道死亡率为 0（表 1）。死亡率经常和扩大肝切除、血管、胆管重建等相关操作、肝胰腺切除等有关，这些情况使死亡率增加到 7%～9.5% [1，3]。

手术切除术后并发症发生率为 20%~50%（表 1），与无肝硬化的普通肝切除手术相仿。术后肝功能衰竭的发生率较肝门部肿瘤明显少，发生率约为 10%。其他的并发症还有膈下积液（4%～8%）、胆漏（8%~12%）、肺栓塞（6%）、呼吸并发症（4%） [1，4，7–8]。

并发症的发生率也与手术类型有关。45% 的并发症发生在单纯肝切除的患者，56% 的并发症发生在联合血管、膈肌切除的扩大肝切除或肝门部的切除。开腹探查术中相关并发症发生率为 17% [1]。

表 1　肝切除治疗肝内胆管细胞癌：并发症的发生率和死亡率

作者	年份	病例数	发生率(%)	30 天内的死亡率（%）
Valverde[7]	1999	30	36	0
Isaji[9]	1999	36	8	0
Kawarada[10]	2002	37	21.6	0
Suzuki[3]	2002	19	33	9.5
Morimoto[4]	2003	49	35	3.8
Ohtsuka[11]	2003	50	50	8
Lang[1]	2005	27	52	6
DeOliveira[12]	2007	44	35	4

长期生存

　　ICC 切除术后的预后仍然不能令人满意。在大多数的研究系列中，即使在最近的一些研究中，总体 5 年生存率为 14% ~ 36%，没有超过 40% 的报道（表 2）。造成这种结果的主要原因有肝内胆管细胞癌缺乏特异性的症状，还有缺乏像肝硬化的患者易患肝细胞癌那样的风险因素，以至于诊断的时间较晚。肝内胆管细胞癌在早期即通过肝内转移、淋巴结播散和周围神经结构的侵犯进行播散。位于肝门部的肿瘤显示出早期侵犯血管和胆管特点。基于这些因素，做到根治性切除通常是很困难的。肝内胆管细胞癌的可切除率是不同的，范围在 19%~74% [1，13-15]。为了从根本上改善患者的生存率，许多学者分别在 21%~100% 的患者中应用了扩大的手术标准。到目前为止，还没有明确的患者生存数据支持这个手术方法（表 3）。

　　文献报道的根治性肝切除率（R0）为 30%~80%。手术的根治性取决于肿瘤大体的类型和位置。实际上，Isajii 报道了肿块型（MF）的根治率为 46%，管周浸润型（PI）为 33%，混合型（MF+PI）的肿瘤为 6%。该学者报道，位于外周的肿瘤根治率为 50%，而位于中央的为 0 [9]。肿瘤的部位也决定远期效果，外周的胆管细胞癌 3 年和 5 年的生存率分别为 48% 和 37%，而中央型

表 2   原发性肝内胆管细胞癌的外科治疗效果

作者	年份	病例数	N+（%）	IM（%）	中位生存时间（月）	生存期 1 年	生存期 3 年	生存期 5 年
Yamamoto[16]	1992	20	25	35	—	66	36	36
Cherqui[17]	1995	14	14	29	14	58	—	—
Chou[18]	1995	19	58	—	9	49	37	—
Yamanaka[14]	1995	26	58	46	—	41	14	14
Pichlmayr[19]	19951	32	22	41	13	—	25	21
Berdah[20]	996	19	37	26	15	67	—	32
Casavilla[21]	1997	34	17	44	—	60	37	31
Madariaga[13]	1998	34	18	47	19	67	40	35
Nozaki[22]	1998	47	32	36	—	59	30	27
Isaji[9]	1999	36	46	54	—	44	24	24
Valverde[7]	1999	30	37	26	15	67	—	32
Isa[23]	2001	27	55	19	—	52	33	22
Okabayashi[24]	2001	60	36	46	20	68	35	29
Suzuki[3]	2002	19	74	32	18	63	35	28
Ohtsuka[11]	2002	48	36	—	25	62	38	23
Morimoto[4]	2003	49	32	—	—	68	44	32
Uenishi[25]	2005	63	33	36	18	61	40	33
Lang[6]	2006	54	37	54	25	64	37	28

IM. 肝内转移

的胆管细胞癌患者均于两年内死亡。在后组中，行 R1 切除者占较高比例。

切除的标本切缘显微镜下常可发现有浸润，而在术中和超声都探查不到。甚至是按根治性手术操作的术后也可见到切缘阴性，据报道占病例的 36%~41%，主要是发生在晚期的和 / 或肝中央病变的患者［1，17］。

根治性切除是唯一能带来可以接受的长期存活效果的方法，5年生存率为 36%~54%。R1 非根治性切除 5 年生存率为 0~21%（表 4）。第六版的 UICC/AJCC 手册所规定的 TNM 分期与预后的关系目前仍在评价中。在 Huang 的报道里，I 期患者的中位生存期为 57

表 3　按照扩大肝切除率的生存率期

作者	年份	病例数	扩大切除百分率（%）	3 年生存率（%）	5 年生存率（%）
Yamamoto[16]	1992	20	45	37.6	37.6
Casavilla[21]	1997	34	44	37	31
Chu[26]	1997	39	21	24	16
Chou[18]	1998	23	0	20	—
Harrison[27]	1998	32	50	56	42
Lieser[15]	1998	28	0	60	—
Madariaga[13]	1998	34	53	40	35
Roayaie[28]	1998	16	69	64	21
Weimann[29]	2000	95	—	31	21
Inoue[30]	2000	52	44	36	36
Weber[31]	2001	33	45	55	31
Kawarada[19]	2002	37	51	34	24
Lang[1]	2005	27	100	55	—

表 4　术后肿瘤有残留的远期生存率

作者	年份	病例数	R0(%)	3 年生存率 R0 后（%）	5 年生存率 R1 后（%）
Casavilla[21]	1997	34	58	38 个月	7 个月
Harrison[27]	1998	32	81	63 个月	9 个月
Yamamoto[2]	1998	70	50	53	4
Isaji[12]	1999	36	33	61（3 年）	5（3 年）
Isa[23]	2001	27	67	43	0
Okabayashi[24]	2001	60	45	39	16
Morimoto[4]	2003	49	67	40~58	0
Nakagawa[33]	2005	30	82	55（3 年）	0（3 年）
Uenishi[25]	2005	63	81	39	0
Ikai[5][a]	2005	1364	59	43	21
Lang[6]	2006	54	55	48	0
Miwa[34]	2006	41	76	36	0

[a] 日本全国范围的随访调查

个月，Ⅱ期患者为 33 个月，Ⅲa 期为 26 个月，Ⅲc 期为 14 个月。他强调了淋巴结转移（UICC/AJCC Ⅲc 期）对预后的不利影响，此类患者没有一例存活 5 年 [8]。

由日本肝癌研究协作组提议的日本分期系统缺乏令人信服的可靠资料。Uenishi 观察到Ⅰ、Ⅱ、Ⅲ期患者生存率存在显著差异，5 年生存率分别为 100%、54% 和 44% [25]。他提出一个新的分期方法，即去除 T 分期公式中的"浆膜侵犯"的参数。应用这种新的分组方法得到的生存率曲线在不同期的患者中显示出统计学差异：Ⅰ期患者 5 年生存率为 100%，Ⅱ期为 62%，Ⅲ期为 25%，Ⅳ期为 7% [25]。

因为长期存活（超过 5 年）的患者很少（13%~26%），对这些患者的预后因素已经进行分析 [3，23，32]。概括起来，25% 长期存活的患者是腔内生长（IG）或肿块型（MF）的肿瘤，没有淋巴结转移（但有 2 例患者仅有 1 个阳性淋巴结），没有门静脉、胆管及周围神经的侵犯 [3]。所有的患者都进行了根治性的 R0 切除术。

复　发

R0 切除术后的肿瘤复发很常见，发生率从 38%~82% 不等。通常发生较早，多数经常在术后两年之内（表 5）。Huang 报道的患者复发的中位时间为 13 个月 [8]。

最常见的复发部位：肝内（74%），腹腔（22%），骨（11%），淋巴结（11%），较少见的远处转移（肺、腹壁）[34]。促使肿瘤复

表 5　根据文献肝内胆管细胞癌平均复发的时间

作者	年份	病例数	复发率(%)	复发的平均时间
Valverde[7]	1999	30	82	2~56 个月
Okabayashi[24]	2001	60	71	<6 个月
Huang[8]	2004	31	58	13 个月
Suzuki[3]	2002	19	78	—
Lang[1]	2005	27	38	4~36 个月

发的因素有很多，与肿瘤的大体类型和肿瘤的程度有关。前者决定了复发的部位，肿块型（MF）尤其是与肝内复发率的增加有关（占总复发的 68%），而淋巴结复发则更常见于肿块型和管周浸润型的混合型（MF+PI）和 PI 型肿瘤（表 6）。

表 6　根据肿瘤大体类型第一次复发的部位［20］

大体类型	病例数	复发例数	肝	淋巴结	腹腔	胆管	远隔器官
MF	21	16	11	1	1	0	3
MF+PI	15	11	4	4	1	1	0
PI	2	2	0	2	0	0	0
IG	9	1	0	0	0	0	1
合计	47	30	15	7	2	1	4

就肿瘤生长的程度而言，Miwa 用单变量和多变量分析来确定其他重要的影响因素：肿瘤位于肝门区；肿瘤大于 45 mm；合并门静脉侵犯；有淋巴结转移；血清 Ca19-9 值大于 37 U/mL，相对风险度分别为 2.9，5.4，6.7，15.8 和 22.5 ［34］。

复发的治疗是根据部位和程度不同而变化的，大多数的患者采取姑息的、非手术治疗。有个别报道有肝内或局部复发的患者切除后长期存活 ［3，35］。Cherqui 实施了 3 例再切除术（包括 1 例移植），用于治疗复发的肿块型（MF）胆管细胞癌，取得了较好的远期存活效果 ［17］。对于复发的患者应用哪个治疗方法最适合，是采用外科再切除还是采用姑息治疗，目前文献中还没有明确的指征。但是，对于经过慎重挑选可根治性切除的复发患者，外科治疗可带来令人满意的远期效果。

参考文献

1.　Lang H, Sotiropoulos GC, Fruhauf NR et al (2005) Extended hepatectomy for intrahepatic cholangiocellular carcinoma (ICC): when is it worthwhile? Single center experience with 27 resections in 50 patients over a 5-year period. Ann Surg 241(1):134–143
2.　Yamamoto M, Takasaki K, Yoshikawa T et al (1998) Does gross appearance indicate prognosis in intrahepatic cholangiocarcinoma? J Surg Oncol 69(3):162–167
3.　Suzuki S, Sakaguchi T, Yokoi Y et al (2002) Clinicopathological prognostic factors and

impact of surgical treatment of mass-forming intrahepatic cholangiocarcinoma. World J Surg 26(6):687–693

4. Morimoto Y, Tanaka Y, Ito T et al (2003) Long-term survival and prognostic factors in the surgical treatment for intrahepatic cholangiocarcinoma. J Hepatobiliary Pancreat Surg 10(6):432–440

5. Ikai I, Arii S, Ichida T et al (2005) Report of the 16th follow-up survey of primary liver cancer. Hepatol Res 32(3):163–172

6. Lang H, Kaiser GM, Zopf T et al (2006) Surgical therapy of hilar cholangiocarcinoma. Chirurg 77(4):325–334

7. Valverde A, Bonhomme N, Farges O et al (1999) Resection of intrahepatic cholangiocarcinoma: a Western experience. J Hepatobiliary Pancreat Surg 6(2):122–127

8. Huang JL, Biehl TR, Lee FT et al (2004) Outcomes after resection of cholangiocellular carcinoma. Am J Surg 187(5):612–617

9. Isaji S, Kawarada Y, Taoka H et al (1999) Clinicopathological features and outcome of hepatic resection for intrahepatic cholangiocarcinoma in Japan. J Hepatobiliary Pancreat Surg 6(2):108–116

10. Kawarada Y, Yamagiwa K, Das BC (2002) Analysis of the relationships between clinicopathologic factors and survival time in intrahepatic cholangiocarcinoma. Am J Surg 183(6):679–685

11. Ohtsuka M, Ito H, Kimura F et al (2002) Results of surgical treatment for intrahepatic cholangiocarcinoma and clinicopathological factors influencing survival. Br J Surg 89(12):1525–1531

12. DeOliveira ML, Cunningham SC, Cameron JL et al (2007) Cholangiocarcinoma: thirty-one-year experience with 564 patients at a single institution. Ann Surg 245(5):755–762

13. Madariaga JR, Iwatsuki S, Todo S et al (1998) Liver resection for hilar and peripheral cholangiocarcinomas: a study of 62 cases. Ann Surg 227(1):70–79

14. Yamanaka N, Okamoto E, Ando T et al (1995) Clinicopathologic spectrum of resected extraductal mass-forming intrahepatic cholangiocarcinoma. Cancer 76(12):2449–2456

15. Lieser MJ, Barry MK, Rowland C et al (1998) Surgical management of intrahepatic cholangiocarcinoma: a 31-year experience. J Hepatobiliary Pancreat Surg 5(1):41–47

16. Yamamoto J, Kosuge T, Takayama T et al (1992) Surgical treatment of intrahepatic cholangiocarcinoma: four patients surviving more than five years. Surgery 111(6):617–622

17. Cherqui D, Tantawi B, Alon R et al (1995) Intrahepatic cholangiocarcinoma. Results of aggressive surgical management. Arch Surg 130(10):1073–1078

18. Chou FF, Sheen-Chen SM, Chen CL et al (1995) Prognostic factors of resectable intrahepatic cholangiocarcinoma. J Surg Oncol 59(1):40–44

19. Pichlmayr R, Lamesch P, Weimann A et al (1995) Surgical treatment of cholangiocellular carcinoma. World J Surg 19(1):83–88

20. Berdah SV, Delpero JR, Garcia S et al (1996) A western surgical experience of peripheral cholangiocarcinoma. Br J Surg 83(11):1517–1521

21. Casavilla FA, Marsh JW, Iwatsuki S et al (1997) Hepatic resection and transplantation for peripheral cholangiocarcinoma. J Am Coll Surg 185(5):429–436

22. Nozaki Y, Yamamoto M, Ikai I et al (1998) Reconsideration of the lymph-node metastasis pattern (N factor) from intrahepatic cholangiocarcinoma using the International Union Against Cancer TNM staging system for primary liver carcinoma. Cancer 83(9):1923–1929

23. Isa T, Kusano T, Shimoji H et al (2001) Predictive factors for long-term survival in patients with intrahepatic cholangiocarcinoma. Am J Surg 181(6):507–511

24. Okabayashi T, Yamamoto J, Kosuge T et al (2001) A new staging system for mass-forming intrahepatic cholangiocarcinoma: analysis of preoperative and postoperative variables. Cancer 92(9):2374–2383

25. Uenishi T, Yamazaki O, Yamamoto T et al (2005) Serosal invasion in TNM staging of mass-forming intrahepatic cholangiocarcinoma. J Hepatobiliary Pancreat Surg 12(6):479–483

26. Chu KM, Lai EC, Al-Hadeedi S et al (1997) Intrahepatic cholangiocarcinoma. World J Surg 21(3):301–305

27. Harrison LE, Fong Y, Klimstra DS et al (1998) Surgical treatment of 32 patients with peripheral intrahepatic cholangiocarcinoma. Br J Surg 85(8):1068–1070

28. Roayaie S, Guarrera JV, Ye MQ et al (1998) Aggressive surgical treatment of intrahepatic cholangiocarcinoma: predictors of outcomes. J Am Coll Surg 187(4):365–372

29. Weimann A, Varnholt H, Schlitt HJ et al (2000) Retrospective analysis of prognostic factors after liver resection and transplantation for cholangiocellular carcinoma. Br J Surg 87(9):1182–1187

30. Inoue K, Makuuchi M, Takayama T et al (2000) Long-term survival and prognostic factors in the surgical treatment of mass-forming type cholangiocarcinoma. Surgery 127(5):498–505

31. Weber SM, Jarnagin WR, Klimstra D et al (2001) Intrahepatic cholangiocarcinoma: resectability, recurrence pattern, and outcomes. J Am Coll Surg 193(4):384–391

32. Jan YY, Yeh CN, Yeh TS et al (2005) Clinicopathological factors predicting long-term overall survival after hepatectomy for peripheral cholangiocarcinoma. World J Surg 29(7):894–898

33. Nakagawa T, Kamiyama T, Kurauchi N et al (2005) Number of lymph-node metastases is a significant prognostic factor in intrahepatic cholangiocarcinoma. World J Surg 29(6):728–733

34. Miwa S, Miyagawa S, Kobayashi A et al (2006) Predictive factors for intrahepatic cholangiocarcinoma recurrence in the liver following surgery. J Gastroenterol 41(9):893–900

35. Kurosaki I, Hatakeyama K (2005) Repeated hepatectomy for recurrent intrahepatic cholangiocarcinoma: report of two cases. Eur J Gastroenterol Hepatol 17(1):125–130

肝移植的作用

　　对于肝内胆管细胞癌的患者来说，手术切除是唯一能取得较好生存效果的治疗方法。但是，对于晚期和肿瘤侵犯到血管的患者，常常需要进行扩大的、复杂的肝切除术，而根治性的手术通常是不可能的。从肿瘤学的观点来看，即使是对于那些因为肿瘤的程度和伴有慢性肝病不能进行肝切除的患者来说，肝移植应该能够明显提高手术的根治率，达到治愈性治疗的最大可能性。遗憾的是，肝内胆管细胞癌患者的肝移植效果仍然很差，仅限于手术指征不同的几十例患者。一些学者的结果甚至认为比肝外胆管癌的效果还要差[1-2]。其他的研究结果相类似[3-5]。

　　起初，肝内胆管细胞癌患者进行肝移植仅限于排除了手术可能的晚期患者。在20世纪80年代末，Ringe报道了10例患者移植后的中位生存期为4个月，且有90%的复发率[6]。Pichlmayr组经过更长时间的随访得出确切的结论，报道3年存活率为0[7]。最近的研究结果显示，总体的存活率和无瘤生存率略有增加，Casavilla报道20例不能手术切除的胆管癌患者进行肝移植，3年和5年生存率分别为29%和18%，其中有9例行器官簇移植[5]。

　　采用相似标准的23例肝移植患者，Weimann报道1年和3年生存率为21%和4%，无一例存活到5年。在一项西班牙的多中心研究中，Robles报道了更可喜的效果，3年和5年生存率分别达到65%和42%[8]。目前这篇文献还没有报道确切的临床指征。

　　移植术后肿瘤复发是相对常见的。Casavilla系列的研究中，复发率为55%，3年和5年无瘤生存率为31%[5]。其他学者也报道了相似的结果。Robles确定了3年和5年无瘤生存率分别为45%和27%，23%的患者无瘤生存率达10年[8]（表1）。

表 1　肝内胆管细胞癌肝移植术后生存率和无瘤生存率（DFS）

作者	年份	研究机构	N	生存率			DFS		
				1 年	3 年	5 年	1 年	3 年	5 年
O'Grady[4]	1988	King's College	13	38	10	10	—	—	—
Pichlmayr(2)[9]	1995	Hannover	18	13.9	—	—	—	—	—
Yokoyama[10]	1990	Pittsburgh	2	50	0	—	—	—	—
Casavilla[5]	1997	Pittsburgh	20	70	29	18	67	31	31
Meyer[11]	2000	Cincinnati registry[a]	207	72	—	23	—	—	—
Shimoda[12]	2001	UCLA	16	62	39	—	70	35	—
Robles[8]	2004	Spanish surveya	23	77	65	42	68	45	27
Becker N[13]	2007	UNOS[a]	280	74	—	38	—	—	—

[a] 国家范围内的调查

　　肿瘤复发通常相对出现得早，大约有 2/3 的复发出现在术后两年内。病情恶化的患者中位生存期仅有 6 个月 [8]。最常见肿瘤复发的部位是在腹腔内，主要是在移植的肝脏 [8，14]。

　　尽管研究的样本数量有限，影响移植术后生存率和肿瘤复发的预后因素仍然确定。Casavilla 在对 20 例患者的研究中，总结出了与总生存率和无瘤生存率相关的预后因素。多变量分析的结果证明，预后与切缘阳性、多发的肿瘤结节及存在淋巴结转移相关，机会比（OR）分别为 1.74、1.63 和 1.60。有淋巴结转移的中位生存期是 14.3 个月，而无淋巴结转移患者为 19.2 个月 [5]。相反，Robles 认为周围神经的侵犯和 UICC 的 TNM 分期与胆管癌移植术后的预后相关。Ⅰ 和 Ⅱ 期患者的 3 年和 5 年生存率为 80% 和 40%，而 Ⅲ 和 Ⅳa 期的患者则分别为 46% 和 31%（$p<0.05$）[8]。

　　原发硬化性胆管炎患者行肝移植时，可能在术中偶然确定为肝内或肝外胆管细胞癌。即使关于偶然发现的胆管癌与术前确诊的胆管癌患者预后的优势，明确结果还未正式发表。但可明确的是，疾病的早期发现会有更好的治疗结果 [12]。

肝细胞–胆管细胞混合型肝癌是一种罕见的类型。其组织学类型与肝细胞癌和胆管细胞癌均类似。虽然文献报道很少，但做肝移植的患者的预后与肝内胆管癌移植的结果没有不同，结果都很差 [1，11，12，15]。

一些学者介绍了晚期的肝内胆管细胞癌侵犯其他脏器行器官簇移植（肝、胰十二指肠、部分空肠）的经验，但是结果还不充分，患者数量少而且随访的时间太短，无法得出结论。Pittsburgh 大学报道了 9 例晚期不能切除的肝内胆管细胞癌（Ⅳ 和 Ⅳa 期）患者行器官簇移植，5 年生存率达到 30% [5，16]。

还没有文献报道肝内胆管细胞癌行肝移植的患者应用辅助和新辅助治疗的结果。依照目前的材料来看，肝内胆管细胞癌的患者行肝移植并不代表是一种治疗的意见，它的应用仅限于临床试验。

参考文献

1. Pichlmayr R, Weimann A, Oldhafer KJ et al (1995) Role of liver transplantation in the treatment of unresectable liver cancer. World J Surg 19(6):807–813
2. Penn I (1991) Hepatic transplantation for primary and metastatic cancers of the liver. Surgery 110(4):726–34; discussion 734–735
3. Nakeeb A, Pitt HA, Sohn TA et al (1996) Cholangiocarcinoma. A spectrum of intrahepatic, perihilar, and distal tumours. Ann Surg 224(4):463–473; discussion 473–475
4. O'Grady JG, Polson RJ, Rolles K et al (1988) Liver transplantation for malignant disease. Results in 93 consecutive patients. Ann Surg 207(4):373–379
5. Casavilla FA, Marsh JW, Iwatsuki S et al (1997) Hepatic resection and transplantation for peripheral cholangiocarcinoma. J Am Coll Surg 185(5):429–436
6. Ringe B, Wittekind C, Bechstein WO et al (1989) The role of liver transplantation in hepatobiliary malignancy. A retrospective analysis of 95 patients with particular regard to tumour stage and recurrence. Ann Surg 209(1):88–98
7. Pichlmayr R, Weimann A, Ringe B (1994)Indications for liver transplantation in hepatobiliary malignancy. Hepatology 20(1 Pt 2):33S-40S
8. Robles R, Figueras J, Turrion VS et al (2004) Spanish experience in liver transplantation for hilar and peripheral cholangiocarcinoma. Ann Surg 239(2):265–271
9. Pichlmayr R, Weimann A, Oldhafer KJ et al (1995) Role of liver transplantation in the treatment of unresectable liver cancer. World J Surg 19(6):807–813
10. Yokoyama I, Todo S, Iwatsuki S, Starzl TE (1990) Liver transplantation in the treatment of primary liver cancer. Hepatogastroenterology 37(2):188–193
11. Meyer CG, Penn I, James L (2000) Liver transplantation for cholangiocarcinoma: results in 207 patients. Transplantation 69(8):1633–1637
12. Shimoda M, Farmer DG, Colquhoun SD et al (2001) Liver transplantation for cholangiocellular carcinoma: analysis of a single-center experience and review of the literature. Liver Transpl 7(12):1023–1033
13. Becker N, Rodriguez J, Barshes N et al (2007) Outcome analysis for 280 patients with

cholangiocarcinoma treated with liver transplantation over 18-year period. HPB 9(1): 74–75 (abs)

14. Weimann A, Varnholt H, Schlitt HJ et al (2000) Retrospective analysis of prognostic factors after liver resection and transplantation for cholangiocellular carcinoma. Br J Surg 87(9):1182–1187
15. Pichlmayr R, Lamesch P, Weimann A et al (1995) Surgical treatment of cholangiocellular carcinoma. World J Surg 19(1):83–88
16. Alessiani M, Tzakis A, Todo S et al (1995) Assessment of five-year experience with abdominal organ cluster transplantation. J Am Coll Surg 180(1):1–9

辅助和姑息治疗

化疗和放射治疗作为肝内胆管细胞癌（ICC）的辅助和姑息治疗，具体作用一直存在争议。目前还没有前瞻性、随机性以及大样本的研究能够提供这些治疗方法对 ICC 效果的结论性意见。况且，论述这个问题的肿瘤学文献中的大多数论文包括了肝内胆管癌、肝外胆管癌（肝门部、中段和远端），甚至还有胆囊癌。因此，对每个部位肿瘤所涉及的治疗指征、剂量、实施的类型和结果等问题都缺乏特异的数据。

辅助治疗

辅助治疗的不同形式包括全身的或局部 -区域性的化疗、放射治疗、经导管肝动脉的栓塞化疗（TACE）、免疫治疗及单克隆抗体的治疗。对于哪些外科治疗后的患者应该选择辅助治疗并能从中获益，目前还没有公认的指标。一些研究人员认为，手术切缘阳性或局部复发是进行辅助治疗的指征 [1]；有的人则认为，淋巴结阳性，尤其是第二站和主动脉旁淋巴结阳性 [2] 需要辅助治疗；还有的人认为，UICC 分期的 Ⅲ 、Ⅳ 期患者适合辅助治疗 [3]。Miwa 认为，血清 CA19-9 升高和术前有黄疸的患者需要接受辅助治疗 [4]。

由于大量的治疗方案被提出来，要进行资料的对比并评价辅助治疗方法的真正效果几乎是不可能的。

化　疗

治疗肝内胆管细胞癌（ICC）最常用的化疗药物就是单独应用 5-Fu 或是吉西他滨（gemcitabine），或与表阿霉素、顺铂、丝裂霉素 C、多柔比星、亚叶酸钙、甲氨蝶呤及干扰素等联用。

如果对那些单纯分析肝内胆管细胞癌的报告进行评估 [1, 5-8]，就会得出辅助治疗比单独的外科治疗，有助于提高远期存活的结论。Yi-Yin Jan 报告，对于切缘阳性和局部复发的患者，单独的外科治疗与联合以 5-Fu 为主的术后化疗相比，生存率的相对危险度为 1.823（95% CI: 1.414，2.353；$p<0.001$）。尽管如此，其他的学者认为没有足够的证据支持外科术后应用辅助治疗的观点 [9-12]。

放射治疗

辅助性放射治疗的指征通常有手术切缘阳性或局部复发 [1]，治疗的患者比未经治疗的患者结果更好。Zeng [13] 认为，辅助性放疗对于那些手术切除的、同时性或异时性的伴有淋巴结转移的肝内胆管细胞癌患者同样适用。这组患者的外照射总量平均为 50Gy（30~60Gy），每天每个部分的照射量 2Gy，每周 5 次。治疗组的 16 例患者与 14 例单独的外科手术患者对比，治疗组的生存率结果更好（中位生存期分别为 468 天对 211 天，$p=0.075$）。但是其他学者 [10] 的结果没有显示出辅助性放疗使患者受益。

经导管肝动脉栓塞化疗

Xiao-Hui Fu [5] 应用了 TACE 辅助治疗，并对 79 例肿块型（MF）胆管细胞癌的患者的结果进行了评估。其中的 29 例应用 TACE 进行术后辅助治疗（1~3 次），50 例仅行外科手术治疗。前组的中位生存期为 16 个月，后组的中位生存期为 8 个月（$p=0.0389$）。

免疫治疗

近来，应用 CD3 活化 T 细胞和肿瘤冻融或肽致敏树突状细胞的免疫治疗被引用来作为晚期胆管癌患者手术后的辅助治疗。这种方法似乎可以减少肿瘤复发的百分率 [14]。

射频消融治疗

　　和其他肝内的恶性病变一样,不同的治疗方法(包括放疗、化疗)都被用来治疗 ICC。有文献报道了用射频消融的方法治疗小的肝内胆管细胞癌 [15–16] 和术后切除复发 [17] 的患者。Chiou 报道了用 RFA 治疗 10 例胆管癌资料,肿瘤大小为 1.9~6.8cm,其中有 8 个肿瘤完全坏死(5 个 <3cm 肿瘤,3 个 3.1~5cm 肿瘤中的 2 个,3 个 >5cm 肿瘤中的 1 个)[16]。但是对于 RFA 的治疗效果或是关于局部复发和生存率的远期结果还没有足够的资料。

姑息治疗

化　疗

　　Khan [9] 在一篇得到认可的胆管癌的诊断和治疗的指南中报道:"迄今为止,一篇文献综述了超过 65 个不同的患者应用化疗和或放射治疗的研究,认为还没有足够的证据证明可改善生存率。多数的研究样本数少,缺少对照组(Ⅱ期试验),很难说明问题。"

　　从一个Ⅱ期试验得到的资料显示,单独用吉西他滨治疗 ICC 有一定效果且耐受性良好。吉西他滨联合顺铂、吉西他滨联合奥沙利铂都显示出较好的疗效 [18]。

　　其他的姑息治疗方法可通过手术在肝动脉内植入化疗泵或经皮穿刺,在动脉腔内注射化疗药物(5-Fu、吉西他滨或顺铂和表阿霉素)[11,19,20]。这个策略似乎可以改善那些不能切除的 ICC 患者的预后 [11]。Mambrini 应用经肝动脉团注射表阿霉素(50mg/m^2)和顺铂(60mg/m^2),同时从第 2 天至第 15 天,每天两次口服卡培他滨(100mg/m^2)治疗 12 例不能切除的胆管癌患者。这种联合动脉内和口服给药的方法被认为是安全有效的,对生存率的改善产生了令人鼓舞的效果 [21]。

　　最近,德国的一个研究小组试验了不能手术切除而又对全身化疗没有反应的患者动脉内注射大于 1000mg/m² 剂量的吉西他滨。药物经肝动脉注射的过程中同时注射或不注射淀粉微球 [20]，取得了良好的耐受性和一定的效果。

胆管癌细胞表达的表皮生长因子受体（EGFR）在肿瘤的病理生成过程中起重要作用。因此，一种抗 EGFR 的抗体——西妥昔单抗（cetuximab）联合放疗 [22] 或吉西他滨化疗 [23] 被成功应用。这些研究报告用于治疗不能手术切除的 [22] 或是有远处转移的 [23] 病例。其他的免疫治疗药物还有一种抗血管内皮生成因子的单克隆抗体——贝伐单抗（bevacizumab）和酪氨酸激酶抑制剂。它们每个都可以单独应用，也可以联合化疗药物应用 [18]。对于治疗不能切除的 ICC，最近推荐应用有一定潜在作用的区域性栓塞化疗联合全身化疗 [24]。

经导管肝动脉栓塞化疗

对于不能切除的 ICC，也有应用 TACE 治疗的报道 [25]。Burger 报告了 1995—2004 年间的经一个或多个周期 TACE 治疗 17 例的报道。这种治疗形式呈现出较好的耐受率（82%），中位生存期为 23 个月，其中 2 例患者 TACE 治疗肿瘤分期降期后行二期手术切除了肿瘤。

放射治疗

放射治疗也被用作 ICC 的姑息治疗。中国一项回顾性研究 [13] 报道，将 22 例不能手术切除的 ICC 患者分成放疗组与未治疗组进行研究结果对比。治疗组的 1 年和 2 年生存率为 36.1% 和 5.2%，而未治疗组为 19% 和 4.7%（$p=0.021$）。

目前，无论是辅助治疗还是姑息治疗，都没有确切的证据证明它们的治疗效果。尽管如此，近来还是取得了较以往更令人鼓舞的进展。为了对比更有前途的治疗药物，确保研究的患者同质性，多中心随机对照Ⅲ期临床研究仍需要招募大量的患者进行研究。

参考文献

1. Jan YY, Yeh CN, Yeh TS, Chen TC (2005) Prognostic analysis of surgical treatment of peripheral cholangiocarcinoma: two decades of experience at Chang Gung Memorial Hospital. World J Gastroenterol 11(12):1779–1784
2. Asakura H, Ohtsuka M, Ito H et al (2005) Long-term survival after extended surgical resection of intrahepatic cholangiocarcinoma with extensive lymph-node metastasis. Hepatogastroenterology 52(63):722–724
3. Puhalla H, Schuell B, Pokorny H et al (2005) Treatment and outcome of intrahepatic cholangiocellular carcinoma. Am J Surg 189(2):173–177
4. Miwa S, Miyagawa S, Kobayashi A et al (2006) Predictive factors for intrahepatic cholangiocarcinoma recurrence in the liver following surgery. J Gastroenterol 41(9):893–900
5. Fu XH, Tang ZH, Zong M et al (2004) Clinicopathologic features, diagnosis and surgical treatment of intrahepatic cholangiocarcinoma in 104 patients. Hepatobiliary Pancreat Dis Int 3(2):279–283
6. Knox JJ, Hedley D, Oza A et al (2005) Combining gemcitabine and capecitabine in patients with advanced biliary cancer: a phase II trial. J Clin Oncol 23(10):2332–2338
7. Thongprasert S (2005) The role of chemotherapy in cholangiocarcinoma. Ann Oncol 16(Suppl 2):ii93–ii96
8. Kelley ST, Bloomston M, Serafini F et al (2004) Cholangiocarcinoma: advocate an aggressive operative approach with adjuvant chemotherapy. Am Surg 70(9):743–748; discussion 748–749
9. Khan SA, Davidson BR, Goldin R et al; British Society of Gastroenterology (2002) Guidelines for the diagnosis and treatment of cholangiocarcinoma: consensus document. Gut 51(Suppl 6):VI1–VI9
10. Casavilla FA, Marsh JW, Iwatsuki S et al (1997) Hepatic resection and transplantation for peripheral cholangiocarcinoma. J Am Coll Surg 185(5):429–436
11. Tanaka N, Yamakado K, Nakatsuka A et al (2002) Arterial chemoinfusion therapy through an implanted port system for patients with unresectable intrahepatic cholangiocarcinoma–initial experience. Eur J Radiol 41(1):42–48
12. Valverde A, Bonhomme N, Farges O et al (1999) J Hepatobiliary Pancreat Surg 6(2):122–127
13. Zeng ZC, Tang ZY, Fan J et al (2006) Consideration of the role of radiotherapy for unresectable intrahepatic cholangiocarcinoma: a retrospective analysis of 75 patients. Cancer J 12(2):113–122
14. Higuchi H, Yamamoto M, Hatori T et al (2006) Intrahepatic cholangiocarcinoma with lymph-node metastasis successfully treated by immunotherapy with CD3-activated T cells and dendritic cells after surgery: report of a case. Surg Today 36(6):559–562
15. Zgodzinski W, Espat NJ (2005) Radiofrequency ablation for incidentally identified primary intrahepatic cholangiocarcinoma. World J Gastroenterol 11(33):5239–5240
16. Chiou YY, Hwang JI, Chou YH et al (2005) Percutaneous ultrasound-guided radiofrequency ablation of intrahepatic cholangiocarcinoma. Kaohsiung J Med Sci 21(7):304–309
17. Slakey DP (2002) Radiofrequency ablation of recurrent cholangiocarcinoma. Am Surg 68(4):395–397
18. Mazhar D, Stebbing J, Bower M (2006) Chemotherapy for advanced cholangiocarcinoma: what is standard treatment? Future Oncol 2(4):509–514
19. Cantore M, Mambrini A, Fiorentini G et al (2005) Phase II study of hepatic intraarterial epirubicin and cisplatin, with systemic 5-fluorouracil in patients with unresectable biliary tract tumours. Cancer 103(7):1402–1407
20. Vogl TJ, Schwarz W, Eichler K et al (2006) Hepatic intraarterial chemotherapy with gemc-

itabine in patients with unresectable cholangiocarcinomas and liver metastases of pancreatic cancer: a clinical study on maximum tolerable dose and treatment efficacy. J Cancer Res Clin Oncol 132(11):745–755

21. Mambrini A, Guglielmi A, Pacetti P et al (2007) Capecitabine plus hepatic intraarterial epirubicin and cisplatin in unresectable biliary cancer: a phase II study. Anticancer Res (in press)

22. Huang TW, Wang CH, Hsieh CB (2007) Effects of the anti-epidermal growth factor receptor antibody cetuximab on cholangiocarcinoma of the liver. Onkologie 30(3):129–131

23. Sprinzl MF, Schimanski CC, Moehler M et al (2006) Gemcitabine in combination with EGF-Receptor antibody (Cetuximab) as a treatment of cholangiocarcinoma: a case report. BMC Cancer 6:190

24. Kirchhoff T, Zender L, Merkesdal S et al (2005) Initial experience from a combination of systemic and regional chemotherapy in the treatment of patients with nonresectable cholangiocellular carcinoma in the liver. World J Gastroenterol 11(8):1091–1095

25. Burger I, Hong K, Schulick R et al (2005) Transcatheter arterial chemoembolization in unresectable cholangiocarcinoma: initial experience in a single institution. J Vasc Interv Radiol 16(3):353–361

中英文主题词对照

Anastomotic leak (吻合口漏)

Anatomic right trisectionectomy (解剖性的右三叶切除)

Angiography (血管造影)

Arterial resection (动脉切除)

Assessment of resectability (切除可能性的评估)

Bile duct dilatation (胆管扩张)

Bile duct dysplasia (胆管发育异常)

Bile duct margins (胆管切缘)

Bile duct resection (胆管切除)

Biliary anastomosis (胆管吻合)

Biliary dissection (胆管分离)

Biliary involvement (胆管受累)

Biliary obstruction (胆管梗阻)

Biliary stent (胆道支架)

Biological prognostic factors (生物学预后因素)

Bisectionectomy (双叶切除术)

Bismuth-Corlette classification (分型)

Blood invasion (血管侵犯)

Brachytherapy (近距离放射治疗)

Brushing (细胞活检刷)

Caudate lobectomy (尾叶肝切除)

Central hepatectomy (中央肝切除)

Chemoradiation therapy (光波治疗)

Chemotherapy (化学治疗)

Cholangioscopy (胆管造影)

Cholangitis (胆管炎)

Combined transplantation (联合移植)

Computed tomography (CT)(计算机断层扫描)

Curative resection (根治性切除)

Cholangiography (胆管造影)

Early cancer (早期癌)

Endoscopic percutaneous drainage (内镜经皮穿刺引流)

Endoscopic retrograde cholangiopancreatography (ERCP)(经内镜逆行胰胆管造影)

External drainage (外引流)

Extrahepatic metastases (肝外转移)

Fine needle aspiration (FNA)(细针穿刺)

Frozen section (冰冻切片)

Gazzaniga staging system Gazzaniga (分期系统)

Gross type (大体分型)

Hepatic failure (肝功能衰竭)

Hepatic function (肝功能)

Hepatic lobar atrophy (肝叶萎缩)

Hepatic pedicle dissection (肝蒂解剖分

离）

Hepatic regeneration（肝再生）

Hepatopancreatoduodenectomy（HPD）
（肝胰十二指肠切除术）

Histological grade（组织学分级）

Histological type（组织学类型）

Immunohistochemistry（免疫组织化学）

Immunotherapy（免疫治疗）

Infiltrative type（浸润型）

Internal drainage（内引流）

Intraductal polypoid growth（腔内息肉
样生长）

Intraductal ultrasound（腔内超声）

Intraoperative exploration（术中探查）

Intraoperative radiotherapy（IORT）
（术中放疗）

JSBS staging system（JSBS 分期系统）

K-ras（K-ras 基因）

Laparoscopic ultrasound（腹腔镜超声）

Laparoscopy（腹腔镜）

Left hepatectomy（左半肝切除术）

Left trisectionectomy（左三叶切除术）

Lymphatic invasion（淋巴侵犯）

Lobar atrophy（肝叶萎缩）

Lobar hypertrophy（肝叶增生）

Lymph-node involvement（淋巴结受累）

Lymph node stations（淋巴结分组）

Lymphadenectomy（淋巴结切除）

Magnetic resonance imaging（MRI）
（磁共振成像）

Mass forming type（肿块型）

Microsatellite instability（MSI）（微卫星
不稳定性）

Microscopic pattern（显微镜下类型）

Minor complications（次要并发症）

Molecular prognostic factors（分子水平
的预后因素）

MR-cholangiography（磁共振胆管成像）

MSKCC staging system（MSKCC 分期系
统）

Needle biopsy（针吸活检）

Nodular type（结节型）

No-touch technique（不接触技术）

Obstructive jaundice（梗阻性黄疸）

Pancreaticoduodenectomy（PD）（胰十
二指肠切除术）

Papillary type（乳头型）

Papillomatosis（多发性乳头瘤病）

Parenchymal margins（肝实质边缘）

Percutaneous drainage（经皮穿刺引流）

Perineural invasion（周围神经侵犯）

Peritoneal carcinomatosis（腹膜转移）

Photodynamic therapy（光动力学治疗）

Portal resection（门静脉切除）

Portal thrombosis（门静脉血栓）

Positron emission tomography（PET）
（正电子发射断层扫描）

Postoperative mortality（术后死亡率）

Percutaneous transhepatic biliari drainage
（PTBD）（经皮经肝穿刺胆管引流）

Radiofrequency ablation（射频消融）

Radiotherapy（放射治疗）

Rational cine-cholangiography（旋转动
态胆管造影术）

Recurrence（复发）

Regional lymph nodes（区域淋巴结）

Resection rate（切除率）

Right hepatectomy（右肝切除术）

Right trisectionectomy（右三叶切除术）

Roux-en-Y jejunal loop（Roux-en-Y 空肠袢）

Sectionectomy（段切除术）

Serosal involvement（浆膜受累）

Sonographic contrast agents（超声造影对比剂）

Steatosis（脂肪变性）

Surgical indication（手术指征）

Surgical margin（手术切缘）

Surgical resection（手术切除）

TNM AJCC/UICC staging system（AJCC/UICC 的 TNM 分期系统）

Transabdominal ultrasound（腹部超声）

Transcatheter hepatic arterial chemoembolisation（TACE）（经导管肝动脉化疗栓塞）

Transparenchymal portography（经肝实质的门静脉造影成像）

Trasplantation（移植）

Vascular involvement（血管受累）

Vessel invasion（血管侵犯）